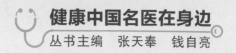

健康中国名医在身边

丛书主编　张天奉　钱自亮

肺腑之言

肺病保健一本通

刘小虹◎主编

U0263829

SPM 南方出版传媒

广东科技出版社｜全国优秀出版社

·广州·

图书在版编目（CIP）数据

肺腑之言：肺病保健一本通 / 刘小虹主编 . —广州：广东
科技出版社，2022.1

（健康中国名医在身边/张天奉，钱自亮主编）

ISBN 978-7-5359-7750-2

Ⅰ．①肺… Ⅱ．①刘… Ⅲ．①肺病（中医）—中医疗
法 Ⅳ．①R256.1

中国版本图书馆CIP数据核字（2021）第194111号

肺腑之言——肺病保健一本通

FEIFU ZHI YAN — FEIBING BAOJIAN YIBENTONG

出　版　人：严奉强
责任编辑：曾永琳　郭芷莹
封面设计：友间文化
插图绘制：谢惠华（艾迪）　刘乐施　许可证
责任校对：李云柯
责任印制：彭海波
出版发行：广东科技出版社
　　　　　（广州市环市东路水荫路11号　邮政编码：510075）
销售热线：020-37607413
http://www.gdstp.com.cn
E-mail：gdkjbw@nfcb.com.cn
经　　销：广东新华发行集团股份有限公司
印　　刷：广州市彩源印刷有限公司
　　　　　（广州市黄埔区百合三路8号　邮政编码：510700）
规　　格：787mm×1 092mm　1/16　印张15　字数300千
版　　次：2022年1月第1版
　　　　　2022年1月第1次印刷
定　　价：49.80元

如发现因印装质量问题影响阅读，请与广东科技出版社印制室联系调换
（电话：020-37607272）。

健康中国名医在身边

丛书编委会

主　编　张天奉　钱自亮

副主编　冯　军　韩　霞　张恩欣　周　晓

　　　　　钟印芹　李燕如

编　委　王利军　毛东伟　左国杰　朴春丽

　　　　　杨俊兴　吴云天　吴文江　吴学敏

　　　　　张智伟　夏仕俊　徐卫方　唐新征

　　　　　崔韶阳

本书编委会

主　编　刘小虹

副主编　徐卫方　周龙健

编　委　高运吉　何海瑞　廖　钢　王科澎

　　　　谢　天　吕海鹏　朱　玲　易　飞

　　　　吴　鹏

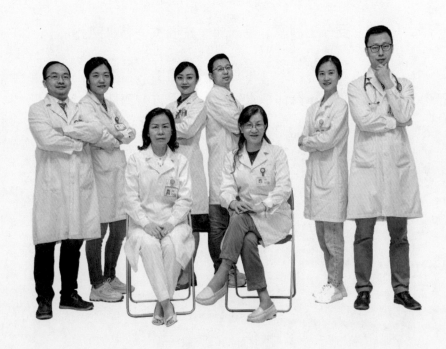

仝序

近年来，如何预防"亚健康"状态成为社会上的热门话题。随着生活水平的提高，人们对自身健康的要求也有了进一步的提高，对健康的关注焦点从"能治病、治好病"逐渐转变为"不生病、少生病"。预防疾病的发生，成为绝大部分人的新需求、新期待。

党和国家高度重视人民健康。早在2016年，中共中央、国务院就印发了《"健康中国2030"规划纲要》（以下简称《规划纲要》），并发出通知，要求各地区各部门结合实际认真贯彻落实。《规划纲要》提出"充分发挥中医药独特优势"，要求提高中医药服务能力，发展中医养生保健治未病服务，推进中医药继承创新。2019年，国家卫生健康委员会也制定了一份详尽的发展战略《健康中国行动（2019—2030年）》，战略中提到要树立"大卫生、大健康"理念，并坚持预防为主、防治结合的原则，以基层为重点，以改革创新为动力，中西医并重。

在这一时代背景下，本套丛书应运而生，旨在引导群众建立正确的健康观，形成有利于健康的生活方式、生态环境和社会环境，促进以治病为中心向以人民健康为中心转变，响应国家"健康中国"战略号召，推动我国中医药事业的发展，推动医疗卫生工作重心下移、医疗卫生资源下沉，普及医学知识，提高大众对医学常识的掌握程度。

在为大众带来健康知识的同时，本套丛书也为发扬中医精神，强调中医"治未病"理念尽了一份力。本套丛书普及了中医药知识，并有大量易于掌握的中医保健方法。读者可以自学、自用，在家进行保健活动，将中医药优势与健康管理结合，从而实现中医药健康养生文化的广泛传播和运用。同时，本套丛书由各科中医药带头人担任主编，实现了对当代名中医经验的传承与弘扬。书中内容结合现代人的生活特点，既有传承又有创新，打造了适合当代人保健养生的新方法，是对中医药文化的创新性发展。

　　本套丛书以生活保健为主要内容，从常见病和生活保健知识入手，向大众提供可行的健康指导和常识科普。本套丛书从知识性来说，是专业、翔实的；从风格来说，是轻松、活泼的。本套丛书选取了大众较为熟悉的健康议题，有颈肩腰腿痛、骨科疾病、肛肠疾病、肺病、心脏病、甲状腺疾病和睡眠问题这类生活中常见的健康问题，也有糖尿病这种在中国发病率较高、受到广泛关注的慢性病，此外，还特别关注了女性和儿童的健康问题，选取了乳房知识、孕产知识和小儿推拿等议题来进行科学普及。每一册书都有自己的特点，例如《手到痛除——颈肩腰腿痛一本通》一书着重讲解了针对颈肩腰腿痛的按摩、训练方法，《防"糖"大计——糖尿病一本通》则详细介绍了糖尿病从发病机制到应用药物的知识。对于普通读者来说，这是一套十分适合在平时翻阅、查询的手边保健书；而对于中医人来说，这也是一套真正能够走入群众中去，"接地气"的中医普及书。

中国科学院院士

2021年12月5日

沈序

中共中央、国务院高度重视人民卫生健康事业。2016年8月，习近平总书记在全国卫生与健康大会上强调"没有全民健康，就没有全面小康"，又做了具体阐明："健康是促进人的全面发展的必然要求，是经济社会发展的基础条件，是民族昌盛和国家富强的重要标志，也是广大人民群众的共同追求。"

2016年，中共中央、国务院发布了《"健康中国2030"规划纲要》，确立了"以人民健康为中心"的大健康观。《规划纲要》中提到要发挥中医"治未病"的优势，指明要发挥中医药在慢性病防治中的作用。

国家中医药管理局启动了"治未病"健康工程，并制定出台了《中医医院"治未病"科建设与管理指南（试行）》，这不仅为"治未病"学科建设增加了更多使用内涵，更为提升全民健康素质做出了重大决策。

早在几千年前，我们的祖先就已提出"治未病"的学术观点，并传承至今。《黄帝内经·素问·四气调神大论篇》曰："是故圣人不治已病治未病，不治已乱治未乱，此之谓也。夫病已成而后药之，乱已成而后治之，譬犹渴而穿井、斗而铸锥，不亦晚乎！"国家提出的"健康中国"概念与中医"治未病"的思想不谋而合。对于疾病的防治，关键在一个"早"字，疾病要早预防、早治疗，才能把疾病对人体的损害控制在最低程度。对于国家来说，提高人民的健康水平，就需要将疾病防控的重点落在基层，让"医疗资源下沉"；而对于广大人民群众来说，掌握健康与疾病的基本知识是预防疾病的关键和基础。

上工治未病，"健康中国名医在身边"这个系列，即是为了让广大人民群众掌握健康与疾病的基本知识而出版的一套丛书。此丛书从广大群众感兴趣的防治议题入手，把复杂的、难以理解的专业术语，用通俗易懂的语言表达出来，起到了较全面地普及常见疾病防治知识的作用。丛书内容生动丰富，简易实用，较全面地涵盖了中医药防治疾病的基础知识，弘扬了中医学防治疾病的精神内涵。此套丛书实用价值高，它普及了大健康概念，尤其对指导广大人民群众正确预防疾病、促进患者早日康复大有益处，诚属难能可贵之作，故乐而为序。

国医大师　沈宝藩

2021年12月6日

　　中医药是中华文明的瑰宝，护佑中华民族繁衍生息，让中华儿女屹立于世界民族之林。饱经岁月磨砺与历史沉淀的中医药学，包含着中华民族几千年的健康养生理念及其实践经验，凝聚着中华民族的博大智慧。在应对卫生挑战、推进卫生合作、推动完善公共卫生治理方面，中医药潜力无限，日益发挥着独特而重要的作用。

　　与此同时，在世界范围内，中医药正在得到越来越多的认可。2019年5月，第七十二届世界卫生大会审议通过了《国际疾病分类第十一次修订本》，首次将起源于中医药的传统医学纳入其中。民族的才是世界的，中医药将为全球健康管理贡献中国智慧、中国方案。

　　2016年10月，中共中央、国务院印发了《"健康中国2030"规划纲要》，《规划纲要》以提高人民健康水平为核心，从健康生活、健康膳食、健康体质、健康服务、健康保障、健康环境、健康产业、卫生体制八大方面全面解读了健康热点问题，普及了健康中国的基本知识，揭示了健康中国的战略意义，描绘了健康中国的美好远景，推动了健康中国战略的有效落地。

　　为了响应健康中国建设，我们通过编辑出版"健康中国名医在身边"丛书，以专家的视角和权威的声音，普及中医药的相关基本知识，提高大众对医学常识的掌握程度，特别是为常见病、慢性病患者提供防治指导，以提高他们的生活质量，同时解读社会关注、百姓关切的健康热点问题，倡导自主自律的健康生活方式。

"健康中国名医在身边"丛书将分辑出版，旨在使读者读有所得、读有所获。健康是促进人们全面发展的必然要求，是经济社会发展的基础条件。实现国民健康长寿，是国家富强、民族振兴的重要标志，也是全国各族人民的共同愿望。希望本丛书能为推进健康中国建设，提高人民的健康水平贡献自己的一份力量。

目录
Contents

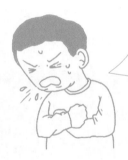

察言观色知肺病

肺病检查方法

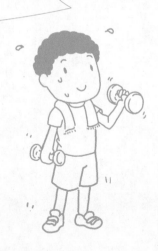

养生先养肺

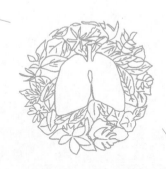

生活中的养肺学问

察言观色知
肺病

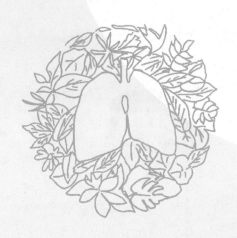

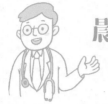

晨起喷嚏、鼻塞、流涕，过敏性鼻炎来犯

高中男生307宿舍，每天都会响起固定的起床"闹钟"。

"闹钟"声音异常响亮，尤其是秋冬寒冷天气时声响可以增加一倍，每次可持续5～6分钟。因此307宿舍的每一位成员每天都能按时地从被窝里苏醒，洗脸、刷牙、吃早餐，然后背上书包准时上早课。

这"闹钟"正是307宿舍成员小嘉随身携带的特异功能——过敏性鼻炎的喷嚏声。

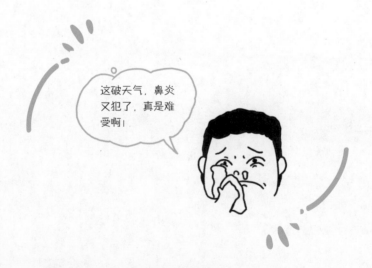

这破天气，鼻炎又犯了，真是难受啊！

那么我们今天就一起来谈谈过敏性鼻炎吧。

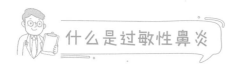
过敏性鼻炎，也称变应性鼻炎，是一种过敏性的疾病。

通俗来讲，过敏性鼻炎就是后鼻腔黏膜对花粉、尘螨、动物皮毛等过敏，引起了鼻痒、频繁打喷嚏、流鼻涕等症状。除了以上症状，过敏性鼻炎患者可能还会有味觉、嗅觉减退和胃口不佳等症状。

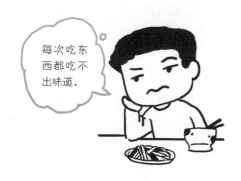

从专业角度来说，过敏性鼻炎就是特异性个体接触过敏原之后引起鼻腔黏膜的非感染性慢性炎性反应性疾病。

过敏性鼻炎包括，季节性过敏性鼻炎（俗称花粉症）和常年性过敏性鼻炎。

季节性过敏性鼻炎最常见的过敏原是花粉，所以患者多在春暖花开或秋天植物枯萎时发病，春秋过了，症状也就缓解了。

常年性过敏性鼻炎的发病时间与季节没有什么关系，室内尘土、动物毛发、螨虫等都是诱因。常年性过敏性鼻炎的症状与季节性过敏性鼻炎的症状基本一样，但总的发病程度相对较轻。

为什么会得过敏性鼻炎

过敏性鼻炎的危险因素可能存在于所有年龄段。

遗传因素

过敏性鼻炎患者具有特应性体质，通常显示出家族聚集性，已有研究发现某些基因与过敏性鼻炎相关联。

过敏性鼻炎会遗传，但并不是说父母有过敏性鼻炎，子女就一定会有过敏性鼻炎。如果父母有过敏性疾病，子女遗传了过敏性体质，可以表现为过敏性鼻炎、过敏性哮喘、过敏性皮炎或湿疹等。如父母双方均有过敏性疾病，子女患病率则在75%左右；若母亲单方有过敏性疾病，子女患病率在50%左右；若父亲单方有过敏性疾病，子女患病率在35%左右；若父母双方都没有过敏性疾病，则子女的患病率在10%左右。

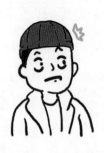

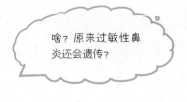

啥？原来过敏性鼻炎还会遗传？

变应原暴露

变应原（又称过敏原）多来源于动物、植物、昆虫、真菌或职业性物质。变应原主要分为吸入性和食物性，吸入性变应原是过敏性鼻炎的主要原因。以下为常见变应原来源。

螨：在亚热带和热带地区最主要的螨为屋尘螨、粉尘螨等。屋尘螨以人类皮屑为食，主要生活在床垫、床底、枕头、地毯、家具及绒毛玩具中。屋尘螨在热（20℃以上）且潮湿（相对湿度大于80%）的环境中繁殖最快。屋尘螨变应原包含在其排泄物颗粒中，当沾染了颗粒的织物被碰动后，这些颗粒便暴露于空气中并可再次沉积下来。空气中的变应原浓度与过敏性鼻炎的发病有关。

花粉：花粉的致敏能力随季节、地理位置、温度和植物种类而变化。风媒花粉飘散量巨大且能远距离传输，因而可影响远离花粉源数百千米的人群；虫媒花粉只有在直接接触时才会致敏，农艺师和花店店员易受此类变应原影响。

动物：动物的皮屑及分泌物携带变应原。如猫、狗所携带的变应原在室内尘土和家具装饰中广泛存在。

真菌：霉菌向室内、室外环境中释放变应原性孢子，其可在湿热环境迅速生长。

蟑螂：变应原见于蟑螂粪便及甲壳中，颗粒较大，不在空气中播散。

食物：在过敏性鼻炎不伴有其他系统症状时，食物变态反应少见。在患者多个器官受累的情况下，食物变态反应常见。对婴儿来说，多数是由牛奶和大豆引起的；对成年人来说常见食物变应原包括花生、坚果、鱼、鸡蛋、牛奶、大豆、苹果、梨等。

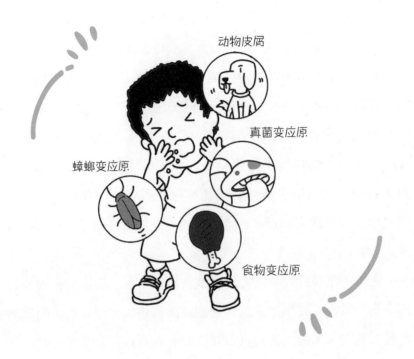

动物皮屑

真菌变应原

蟑螂变应原

食物变应原

 需要做哪些检查

　　如果怀疑自己出现过敏性鼻炎的症状，还需要到医院做进一步检查，才能确诊。主要有以下检查方法。

① 鼻镜检查

　　鼻镜检查是诊断过敏性鼻炎的首要手段。鼻镜下可见鼻黏膜苍白水肿，鼻腔内有清晰的分泌物。

② 鼻腔通气度检查

　　鼻腔通气度检查是判断鼻腔堵塞程度的客观方法。

③ 影像学检查

影像学检查包括X线检查、CT检查、磁共振成像（MRI）检查和超声检查等。鼻部X线检查是诊断鼻部疾病的常用的重要方法。鼻窦超声检查可以提示窦腔积液情况，其他影像学检查可以显示鼻腔和鼻的各种病变，如过敏性鼻炎时的鼻甲肿胀程度，鼻腔黏膜有无息肉或息肉样变，是否伴发鼻中隔偏曲等。大概1/3过敏性鼻炎患者都有轻度以上的相关影像学变化。

④ 实验室检查（鼻分泌物检查）

鼻分泌物检查也就是鼻涕的相关检查，是诊断过敏性鼻炎的重要方法，主要包括细胞学、生物化学和细菌学检查等。其中，细胞学检查尤为重要，包括鼻分泌物的嗜酸性粒细胞检查和嗜碱性粒细胞检查。生物化学检查则是对IgE、IgA等类抗体和某些化学介质进行定量检测。

肺大夫小贴士

过敏性鼻炎的患者，可首选前往设有变态反应科的医院就诊，次之可选择耳鼻咽喉科（五官科）。如果合并有反复发作咳嗽、喘息、气急和胸闷等呼吸道症状，应及时到肺病科就诊。

过敏性鼻炎患者需注意自己是否有过敏史，从而初步判断过敏原。过敏性鼻炎的常见过敏原有上述所提及的花粉、动物皮屑、螨和真菌等。因此过敏性鼻炎患者需注意：

（1）是否喂养或接触猫、狗、豚鼠等动物。

（2）有无接触尘螨、棉花絮、真菌等。

（3）是否有接触或吸入有特殊气味、刺激性气味的油漆、汽油、酒精、化妆品等。

（4）发作时是否与所食用食物有关，如鱼、虾、牛奶和鸡蛋等。

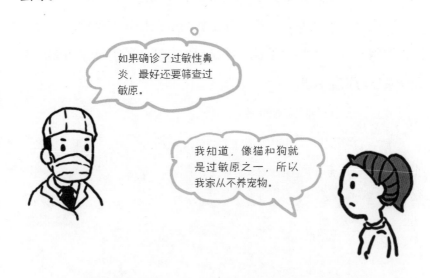

为了避免接触过敏原，通常建议患者做到以下几点：

（1）对动物皮屑过敏的患者不要养和接触动物。

（2）对花粉过敏的患者尽量避免去花园、花店等地方。

（3）室内相对湿度维持在40%～60%，勤打扫、清洗床上用品、窗帘、毛巾、地毯等物品可减少室内的尘螨。另外，家中可用有滤网的空气净化器。

 如何治疗过敏性鼻炎

如果您认为过敏性鼻炎是小毛病而不在意，那么您要引起重视了，因为过敏性鼻炎拖着不治疗，长此以往可能会并发有慢性鼻窦炎、鼻息肉、过敏性中耳炎等，也可能诱发支气管哮喘，所以一旦确诊了过敏性鼻炎，一定要去医院找医生看，积极配合治疗，不可掉以轻心。

那么，得了过敏性鼻炎需要进行哪些治疗呢？

常用西药

冲洗鼻腔的药物：常用5%葡萄糖盐水、痰热清液冲洗鼻腔。

抗组胺药物：如氯雷他定片。

糖皮质激素：如丙酸氟替卡松鼻喷雾剂，请注意糖皮质激素副作用大，所以只能短期使用，且不建议口服或静脉用药。

抗胆碱药：如异丙托溴铵气雾剂。

肥大细胞膜稳定剂药物：如色甘酸钠滴鼻液。

减充血剂药物：如麻黄碱滴鼻液，但停药后症状可能会加重，药物依赖性很强，现在已少用于临床。

鼻内给药具有很多优点，直接作用于鼻部，可避免或减少全身的副作用。

💊 常用中医药膳

中医药在治疗过敏性鼻炎中有独特的优势，中医通过辨证论治可对患者的体质进行整体调节，还可根据证型的不同用不同的药膳进行调理。

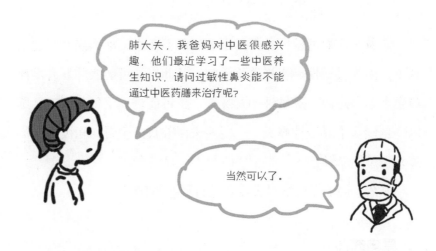

肺大夫，我爸妈对中医很感兴趣，他们最近学习了一些中医养生知识，请问过敏性鼻炎能不能通过中医药膳来治疗呢？

当然可以了。

① 肺脾气虚证

肺脾气虚证表现为鼻腔酸胀而痒，鼻甲黏膜苍白或淡白，喷嚏连作，早起更甚，鼻塞流清涕，时发时止，伴有乏力气短，胃纳不香，面色白，或有自汗。舌淡，苔薄白，脉虚弱。宜食用益气固表类的药膳。

〔玉屏鸡〕

原料：黄芪60g，白术20g，防风20g，家鸡1只（约1kg）。

制法：将鸡宰杀去毛及内脏，再将以上3味中药纳入鸡腹中，文火炖至熟烂，调味，食鸡肉并喝汤。

功效：本品中黄芪、白术、防风即为成方"玉屏风散"。黄芪补肺气；白术可健脾除湿、培土生金，脾气旺则肺气足；防风外散风邪、内升清阳，可助芪、术二药。而家鸡味甘性温，有补中益气作用。合而用之，可收益气固本之功。

〔山药枣泥糕〕

原料：山药100g，大枣10g，糯米粉250g。

制法：将山药切块，大枣去核，放入锅内蒸软，枣去皮，将山药捣成泥状待用。再将糯米粉加水和软面，放入蒸糕模型中，在中间加一层山药枣泥，共同蒸制成糕。

功效：山药入肺经、脾经、肾三经，补一身之气；大枣味甘性温，补中益气；糯米补气健脾，为粮食中的首选。常食此糕，可起到补肺、健脾、固本的作用。

② 肺肾阳虚证

肺肾阳虚证表现为鼻黏膜下鼻甲晦暗，喷嚏频作，清涕不止，并伴有咽痒咳嗽，乏力，胃纳欠佳，易腹泻腹胀，腰酸怕冷，夜尿频数。舌淡，脉沉迟。多为长期慢性消化道疾病体虚以致风寒内袭、肺肾阳虚。此类型以中老年人为多见，可常年发作，冬季加重，或春秋换季时发作。宜食用温肾助阳祛寒的药膳。

〔生姜核桃茶〕

原料：生姜3g，核桃仁10g。

制法：将生姜洗净切成片待用，核桃仁放入锅中，加水500mL，煮沸20分钟后，放入生姜片，再煮5分钟，即可饮用。

功效：核桃仁味甘性温，入肾经、肺经，有补肾固精、温肺定喘作用；而生姜味辛性温，可温肾而发散风寒，对于风寒内袭、冬季尤重的患者，可缓解症状。

[加味山药饼]

原料：山药250g，补骨脂30g，面粉250g，红糖适量。

制法：将补骨脂炒后研末，山药去皮捣烂研成泥，与面粉加适量水及红糖和匀，烙成薄饼即成。

功效：补骨脂味辛、苦，性温，入肾经、脾经，具有温脾补肾、固精作用；山药补肺健脾益肾，味甘性平，补而不燥，对于肾虚下元不固者尤佳；红糖暖胃，合而用之，可对肺肾阳虚的患者有一定效果。

另外，过敏性鼻炎患者谨记忌吸烟，忌喝酒，少或不吃寒凉生冷、刺激性、重口味的食品。

如果您喜欢抽烟喝酒，喜欢吃寒凉生冷的食品，如海鲜；刺激性口味的东西，如芥末、榴莲。那么统统戒了吧。

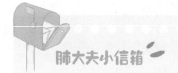

肺大夫小信箱

问：过敏性鼻炎会传染吗？

答：您可能会发现身边很多人都集中在同一段时间得了过敏性鼻炎或者过敏性鼻炎复发，那是因为季节交替，且春秋是过敏性鼻炎的好发时期，但是过敏性鼻炎是不传染的。

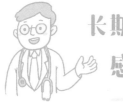# 长期咳嗽、咽痒、咽部有异物感，小心慢性咽炎来袭

28岁的李老师，是一名高三物理老师，从事教师行业已有2年时间。在讲课过程中如果声音太小，会有同学听不清楚；喝水又怕打断同学们的思路，粉笔微尘的吸入又比较多，几节课下来就会感到喉咙干燥、灼热，声音变得沙哑。近4个月来，李老师感觉到咽痒、咳嗽、咽部异物感，甚至出现过短暂失声，所以到医院呼吸科就诊。医生诊断为慢性咽炎，通过口服中药及生活作息调养后，症状有所缓解。但是李老师还比较年轻，平时身体又不错，想不明白自己怎么会患上慢性咽炎，这种疾病会不会对自己以后的教学生涯有影响，以后自己应该注意什么？

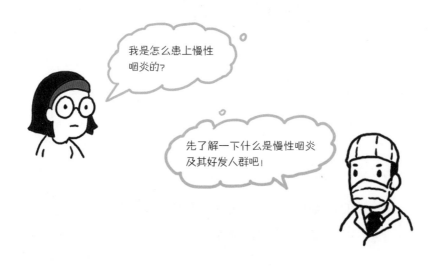

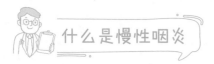

什么是慢性咽炎

　　慢性咽炎主要是咽黏膜、黏膜下及淋巴组织的慢性炎症，主要表现为咽喉部异物感、发痒、灼热、干燥、微痛，刺激性咳嗽，痰多，晨起刷牙时恶心等。当用嗓过度、身体劳累、情绪不稳定、食用辛辣刺激性食物或天气变化时，症状可加重。好发于教师及都市白领。

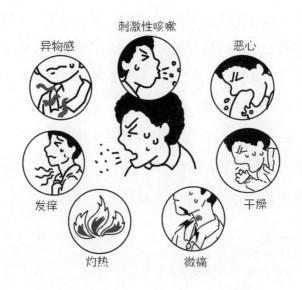

刺激性咳嗽

异物感　　恶心

发痒　　干燥

灼热　　微痛

慢性咽炎是怎么来的

　　（1）空调滤网久不清理，滋生尘螨、霉菌。

　　（2）在空调环境下，空气流通不畅，多灰尘。

　　（3）长时间讲话、用嗓过度。

（4）应酬过多，吸烟、喝酒和食用辛辣食物都会对咽喉造成刺激。

（5）长期熬夜，压力过大，导致免疫力下降，人体血液中的淋巴细胞数量相对减少，细菌易乘虚而入。

这些都是引起慢性咽炎的原因。

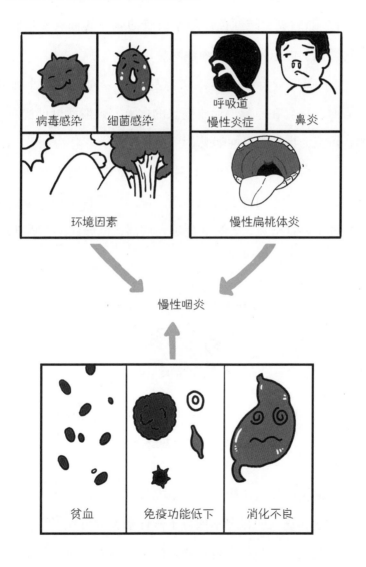

找个光线良好的位置，对着镜子，尽量张大嘴巴，向外伸舌头并尽量压低，然后开始查看自己的咽喉部，若发现：

（1）咽黏膜呈暗红色伴随小血管曲张，表面有少量黏稠的分泌物覆盖，可能为慢性单纯性咽炎。

（2）咽后壁有多个颗粒状滤泡突起，周围伴随小血管扩张，有时会融合在一起，形成囊状的白点，破溃后可见黄白色渗出物，可能为慢性肥厚性咽炎。

（3）咽部附着有干痂，且伴有口臭，咽黏膜干燥甚至呈鱼鳞状、发亮，严重时伴有耳鸣、听力减退，可能为慢性萎缩性咽炎或慢性干燥性咽炎，若炎症蔓延到喉部，可导致声音嘶哑。

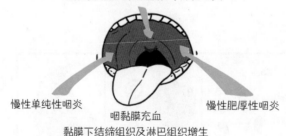

黏膜萎缩变薄
慢性萎缩性咽炎及慢性干燥性咽炎

慢性单纯性咽炎　　　　　　慢性肥厚性咽炎
咽黏膜充血
黏膜下结缔组织及淋巴组织增生

上面提及的症状往往又会在用嗓过度、气候突变、环境温度变化时加重，这就明显警示您得了慢性咽炎的可能了，需要到耳鼻喉科接受更进一步的专科检查及治疗。另外，对于顽固性咽异物感，患者心理压力大，存在远邻器官的隐匿性病兆的可能，需要深入、系统地追查病因，进行相关检查，如鼻窦CT、颈部CT、颈椎片、茎突片、颈部和甲状腺B超、胃镜、食管钡透等，请相关科室协助诊疗。

治疗方法和注意事项

治疗方法

对于单纯性慢性咽炎，医生会给您开些中成药治疗如西瓜霜含片、清咽滴丸、甘桔冰梅片等，有助于改善咽炎的症状。金银花、胖大海、木蝴蝶、薄荷等用开水泡开饮用也有一定功效，建议在医生指导下使用药物。

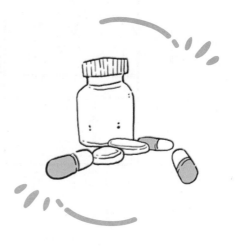

注意事项

（1）保持口腔清洁

养成饭后及睡前漱口、刷牙的好习惯。早晚用淡盐水漱口，漱口后不妨再喝一杯淡盐水，有助于咽部清洁和湿润，改善咽部环境，预防细菌感染。

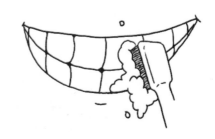

② 改善生活习惯

开窗通风，经常到户外走一走，呼吸新鲜空气。加强体育锻炼，提升自身抵抗力。戒除烟酒、保持良好的心情、充足的睡眠，以及避免讲话音量过大、时间过长。

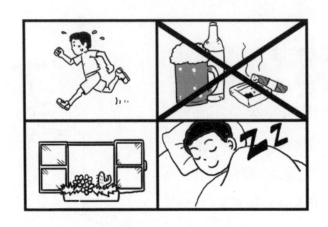

③ 多喝温水，注意保暖

忌喝凉水，温水最宜。注意保暖，睡觉时房间内温度不要太冷。洗澡或洗发后及时擦干身体、吹干头发。冷天早晨出门或骑车要戴上口罩，使口鼻不受干冷空气的刺激。

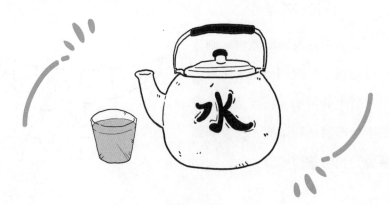

④ 饮食调节

饮食宜清淡，避免生冷、煎炸、烧烤或辛辣的刺激性食品，三餐规律。患者可多吃富含维生素的水果，如橄榄、雪梨、乌梅、西瓜等。蔬菜宜食萝卜、芹菜、南瓜、藕、丝瓜、苦瓜等。富含胶原蛋白和弹性蛋白的食物亦可多食。

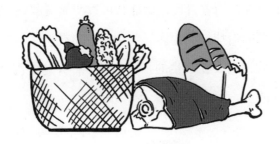

 慢性咽炎七大误区，你中招了吗

误区一：慢性咽炎治不治无所谓

性咽炎患者会经常感到咽部不适，如果遇到情绪不佳、过度劳累、讲话太多、较长时间不喝水以及身体受寒，都会导致咽痛、咽部灼热感加重，还会因咽痒引起阵阵刺激性咳嗽，影响休息。另外，慢性咽炎患者经常在用力清嗓子过程中使胸腔压力变大，长此以往对下呼吸道的气管与肺甚至心脏也会有影响。若慢性咽炎向上感染可导致急性鼻炎、鼻窦炎，急性中耳炎；向下发展，可引起急性喉炎、气管炎、支气管炎及肺炎；严重时还可引起急性肾炎、脓毒血症、风湿病等，对身体危害极大。所以出现慢性咽炎的症状时，应尽快到医院就诊。

误区二：慢性咽炎治不好

慢性单纯性咽炎在控制各种致病因素、保持良好生活习惯及应用各种治疗后可以缓解直至治愈，但是若迁延成为慢性肥厚性咽炎、慢性萎缩性或慢性干燥性咽炎则治疗效果欠佳，症状易反复。另外，慢性过敏性咽炎脱离变应原后症状可缓解至消失；慢性反流性咽炎控制胃食管反流后症状可以明显缓解直至治愈。

慢性咽炎的治疗方法很多，如中药、雾化吸入、刺营放血、吹药等。因此，只要在医生的正确指导下，并与之配合，慢性咽炎是能治好的。

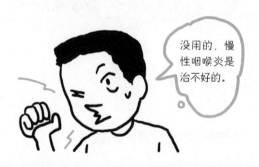

没用的，慢性咽喉炎是治不好的。

误区三：滥用抗生素

慢性咽炎并非全部都是细菌感染，滥用抗生素可加重咽喉部正常菌群失调，引起二重感染。故建议由专科医生针对具体病情，开具抗生素。

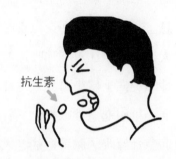

抗生素

误区四：服用清凉含片等代替药物治疗

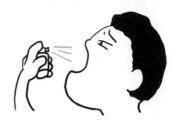

无论何种含片都只能起到辅助作用，不宜长期应用，长期应用一种含片也容易引起口腔菌群紊乱。

误区五：长期服用大剂量"下火"药

很多人以为慢性咽炎是指喉咙在一直发炎或者常说"上火"，需要一直用药才能消除病症。其实，在临床治疗中，如果是单纯的慢性咽炎，并不建议患者专门用药治疗。事实上，服药缓解病情，不可超过1周。对于发作期的咽炎，患者在用药时应该听从医生嘱咐，按时服药，针对局部进行治疗。一般情况下，用药3～5天症状即可缓解，需要注意的是，服药治疗咽炎时间不能超过1周。

此外，咽炎的发生不仅仅是"上火"导致的，相当一部分是"虚火"。现在由于空调及冰箱的普及，脾阳虚的人群越来越多，寒凉性味的药物虽然能治咽喉局部"虚火"的症状，却加重了脾阳的损伤，长时间服用对消化系统十分不利。

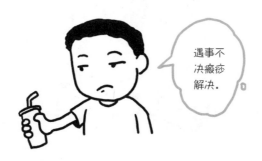

误区六：天天泡胖大海喝可以治疗慢性咽炎

　　中医治疗慢性咽炎必须根据每个患者的具体情况区别对待。胖大海性味偏凉，对偏热性咽炎患者有一定作用，如果体质偏寒的患者服用，就不利于病情好转。患者应咨询专业中医师后再服用。

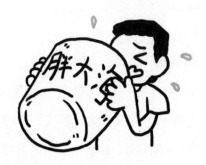

误区七：慢性咽炎一定会发展成癌症

　　慢性咽炎一般不会，迄今为止尚无咽喉炎导致肿瘤的报道，患者无须太过紧张和焦虑。不过，由于咽喉肿瘤的早期症状与咽喉炎类似，且咽喉部位较隐蔽，故为避免漏诊，咽喉炎患者定期去医院随访还是有必要的。

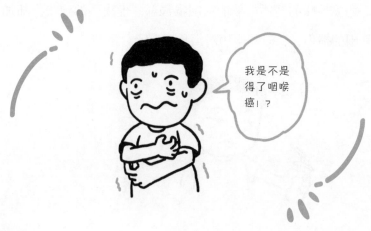

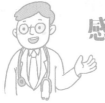

感冒是这辈子最容易找上门的疾病

大多数人对感冒的概念不清晰，不管是病毒感染还是细菌感染，感冒还是流感，上呼吸道感染还是下呼吸道感染，统统称为"上感"。其实，感冒、流感、"上感"的概念是不同的，治疗和预防的方法也不一样。

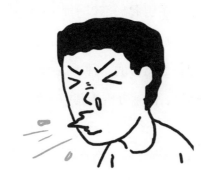

 感冒、流感、"上感"怎么区分

感冒

老百姓平时所说的感冒，就是普通感冒，俗称伤风，是由病毒感染引起的一种轻度、能自愈、发病率极高的急性上呼吸道炎症，包括急性鼻咽炎、急性咽炎、急性扁桃体炎等，病原体高达200多种，常见的有鼻病毒、冠状病毒及副流感病毒等。普通感冒虽多发于初冬，但任何季节，如春天、夏天也可发生，不同季节的感冒，其致病病毒并非完全一样。

流感

流行性感冒，简称流感，是由流感病毒引起的严重的急性呼吸道传染病。不同类别流感病毒流行的季节性特征不同。流感的潜伏期较普通感冒长，一般为1~7天，多数为2~4天。

"上感"

"上感"则是指由病毒或细菌引起的上呼吸道感染，广义的上呼吸道感染，包括了引起喉部以上呼吸道感染的所有疾病，即鼻咽炎、鼻窦炎、咽喉炎、扁桃体炎等；狭义的上呼吸道感染仅指急性鼻咽炎（即普通感冒的一种）。由此不难看出，"上感"是个大概念，而感冒、流感分别为其中一类。

普通感冒和流感各有哪些症状

普通感冒

普通感冒以上呼吸道症状为主。常在季节交替和冬春二季发病，起病较急，早期症状主要以鼻部卡他症状为主，可有喷嚏、鼻塞、流清水样鼻涕，初期也可有咽部不适或咽干，咽痒或烧灼感。2~3天后变为稠涕，可有咽痛或声嘶，有时由于咽鼓管炎可出现听力减退，也可出现流泪、味觉迟钝、呼吸不畅、咳嗽、少量咳痰等症状。一般无发热及全身症状，或仅有低热。严重者除发热外，可感乏力不适、畏寒、四肢酸痛和头痛及食欲不振等全身症状。无并发症的普通感冒一般5～7天后可痊愈。老年人和儿童容易出现感冒并发症。若伴有基础疾病的普通感冒患者则临床症状较重，迁延容易出现并发症，使病程延长。

体检可见鼻腔黏膜充血、水肿、有分泌物、咽部轻度充血，胸部体检多无异常。伴有基础疾病或出现并发症者可以查到相应体征。

流感

流感一般表现为高热（可达39～40℃），伴畏寒、寒战、头痛、肌肉酸痛、关节酸痛、极度乏力、食欲减退等全身症状，常有咽痛、咳嗽，可有鼻塞、流涕、胸骨后不适、颜面潮红，结膜轻度充血，也可有呕吐、腹泻等症状。轻症病例的症状和普通感冒相似，但发热和全身症状更明显。重症病例可出现肺炎、急性

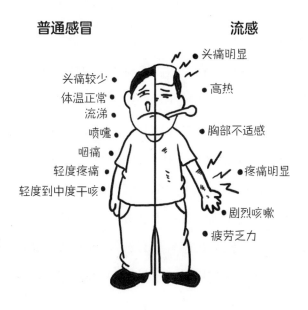

普通感冒　　　　　　流感

头痛较少　·
体温正常
流涕
喷嚏
咽痛
轻度疼痛
轻度到中度干咳

·头痛明显
·高热
·胸部不适感
·疼痛明显
·剧烈咳嗽
·疲劳乏力

呼吸窘迫综合征、休克、弥漫性血管内凝血、心血管和神经系统等肺外表现及多种并发症。

如无并发症一般可自行恢复，多于发病3～4天后逐渐退热，全身症状好转，但咳嗽、体力恢复常需1～2周。

普通感冒和流感的治疗方法

很多人认为，只要患了流感或普通感冒，就要使用抗菌药物治疗。其实不然，病毒与细菌是两种不同的病原微生物，由病毒引起的感冒用抗生素等抗菌药物治疗根本无效，感冒如有合并细菌感染者才可选用抗生素治疗。滥用抗菌药物非但不能带来治疗效果，还会导致大量耐药菌株出现。一般而言，普通感冒时除非出现黄脓鼻涕或黄痰，并伴有发热，不宜自行服用抗菌药物，在明确有细菌感染或有并发症时，需在医生的指导下选择抗菌药物。

普通感冒

目前尚无特殊抗病毒药物，该病为自限性，病程多在1周左右，无严重症状者可不用或少用药，以对症处理、休息、忌烟、多饮水、保持室内空气流通、防止继发细菌感染为原则。如后期并发细菌感染，可根据病原菌选用敏感的抗菌药物。常选青霉素、第一代头孢菌素、大环内酯类或氟喹诺酮类。目前市面上的感冒药大多为复方制剂，含有上述各类药物或其他药物中的两种或两种以上成分。复方抗感冒药只选一种即可，如同时服用两种以上药物，可导致重复用药、超量用药，增加药物不良反应发生风险。坚持有规律的适合个体的体育活动，增强体质、劳逸适度、生活规律，是预防普通感冒的最好方法。

 ## 流感

治疗基本原则为隔离患者，保持房间通风，及早应用抗流感病毒药物治疗，如金刚烷胺和金刚乙胺，以及磷酸奥司他韦和扎那米韦等。抗流感病毒药物治疗只有早期（起病1～2天内）使用，才能取得最佳疗效。患者宜多休息、多饮水、食用易于消化的食物。

儿童和老年患者应密切观察有无并发症，发现有继发细菌感染时，及时应用抗菌药物。在流感治疗中，可酌情使用中成药制剂，如疏风解毒类、银翘解毒类、双黄连类口服制剂等。

怎样预防普通感冒和流感

普通感冒

（1）加强锻炼，增强体质。

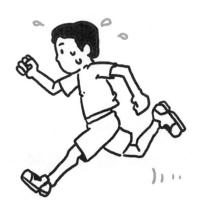

（2）注意保暖，免受风寒。

（3）开窗通风，保持室内空气流通。

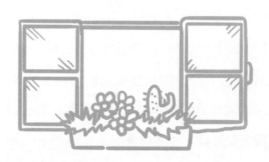

（4）勤洗手是降低患病概率的有效方法。手与手的接触是一条很重要的传播途径，病毒能在手帕上存活1小时，在手上存活2小时。

（5）与普通感冒患者密切接触会有被传播的可能，因此要注意相对隔离。

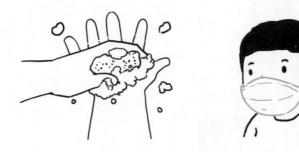

🔖 流感

流行性感冒最重要的就是预防，流感在人与人间传播能力很强，与有限的有效治疗措施相比，积极的预防更为重要。那么流行性感冒到底怎么预防呢？

（1）早期发现和迅速诊断流感，及时报告、隔离和治疗患者。早期确诊和早期治疗，以减少传播，降低发病率，控制流行。

（2）在流行期间应减少大型集会和集体活动，出行应戴口罩。

（3）药物预防。金刚烷胺与金刚乙胺预防甲型流感有一定效果，对乙型流感则无效，因此，在流行早期必须及时确定流行病株的型别，对无保护的人群和养老院人员进行药物预防，也可试用中草药预防。

知识小卡片

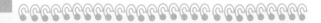

预防感冒汤剂

（1）儿童、青壮年，身体强壮者可用金银花6g，大青叶6g，薄荷g，生甘草3g，水煎服，每天1剂，连服5天。

（2）老年体弱者可用党参6g，紫苏叶6g，荆芥6g，水煎服，每天1剂，连服5天。

（4）疫苗预防。流感疫苗可分为减毒活疫苗和灭活疫苗两种，具有阻止病毒入侵、降低疾病的严重度和加速复原的作用。

知识小卡片

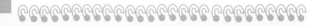

减毒活疫苗经鼻喷入后可局部产生抗体，阻止病毒吸附，接种后半年至1年可预防同型流感，发病率可降低50%～70%。灭活疫苗采用三价疫苗皮下注射法，在中、小规模流行中对重点人群使用。

虽然都叫感冒，但是流感可比普通感冒"杀伤力"强多了。最后我们再来总结一下流感和感冒的区别吧。

表1　流感与普通感冒的区别

	流感	普通感冒
感染源	流感病毒	鼻病毒、副流感病毒、冠状病毒、腺病毒等
传播途径	空气飞沫传播、手接触传播	空气飞沫传播
传播范围	流行广、传播快，能跨地域大流行	散发型
症状	潜伏期1~3天，起病大多很急，全身症状较重而呼吸症状较轻。开始表现为怕冷、发热，体温可达39~40℃，头痛、咽干咽痛、全身酸痛、软弱无力。流感是一种严重危害身体健康的呼吸道传染病，流感常见的并发症有肺炎、病毒性心肌炎和神经系统感染，如不及时治疗，可危及生命	潜伏期约为1天，起病不是很急，以卡他症状（咽部干痒或灼热感、喷嚏、鼻塞、流涕）为主要表现。开始为清水样鼻涕，2~3天后鼻涕变稠，伴有咽痛；一般无发热及全身症状，或仅有低热、头痛。如果后期没有并发细菌感染，病程一般为5~7天，即可痊愈
免疫	一般免疫可维持8~12个月	1周左右即可痊愈，所获得免疫力维持时间较短
预防	接种流感疫苗是防控有效手段，对流行性感冒要做到早发现、早报告、早隔离和早治疗	没有预防用疫苗。日常生活保持室内一定时间的通风、尽量避免去人多拥挤的地方

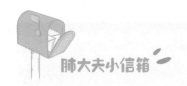

问：感冒和肺炎是一回事吗？

答：肺炎是严重威胁健康的常见疾病。它与感冒的症状非常相似，所以容易被混淆，以致贻误病情，因此很有必要掌握这两种常见病的初步鉴别知识。肺炎是指终末气管、肺泡和肺间质的炎症，可由病原微生物、理化因素、免疫损伤、过敏及药物所致。肺炎发病急骤，常由受凉淋雨、劳累、病毒感染等诱发，约1/3患者患病前有上呼吸道感染。病程持续7~10天。肺炎常表现出以下临床症状：寒战、高热、咳嗽、咳痰、胸痛甚至呼吸困难。

问：感冒都需要打针吗？

答：感冒患者治疗首选口服药物，应避免无根据的盲目静脉补液。静脉补液仅适用于以下几种情况：①因感冒导致患者原有基础疾病加重，或出现并发症，需要静脉给药。②由于患者严重腹泻或高热导致脱水、电解质紊乱，需补充水和电解质。③由于胃肠不适、呕吐而无法进食，需要通过补液维持身体基础代谢。目前没有任何数据表明，输液后能让感冒好得快。而且药物直接进入血液所带来的风险比口服药大，会增加药物不良反应的发生率，不利于人体免疫系统发挥正常的作用。

问：为什么很多人感冒超过7天还没好？

答：感冒虽说是一种自愈性疾病，但是有些人得了感冒后，常常病情反复，迁延不愈，到底是什么原因呢？总结一下，主要有以下6大原因：①未及时治疗。不少人认为感冒是小毛病，抗一抗就过去了，结果拖上2~3天，病情却越来越重，这样就不易早愈。实践证明，对付感冒，用药治疗越早则效果越好，好得就越快。②未按规定服药。有的人患感冒后也及时服药，但症状刚轻了一点就停服，实际上感冒还未痊愈，则感冒反复不愈，拖长病程。治疗感冒要连续用药，一鼓作气，斩草除根。③用药不得法。感冒是病毒感染，使用抗菌药一般不起作用。如刚患上感冒，可用抗病毒的中西药物。另外，可根据患者症状，再给予对症药物治疗。④不习惯局部用药。感冒拖延不愈，最多见的继发感染是化脓性鼻炎。这时感冒患者鼻涕变厚或流黄脓涕，最后的办法是局部使用抗菌药滴鼻。如仍服药，而不加以局部治疗，效果就差。⑤诱发其他疾病。有些患者原来就患有慢性气管炎、支气管扩张、肺气肿、咽喉炎、副鼻窦炎等，感冒后往往诱发原来的疾病，这样就要同时治疗基础的疾病，才能缩短感冒病程，早日痊愈。⑥不注意劳逸结合。有的人不注意休息，削弱了身体的抵抗力，这也可导致感冒久治不愈。

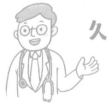

久咳不愈，当心肺炎来袭

"咳……咳……咳咳咳"伴着一连串的咳嗽声，张老伯在老伴的搀扶下来到诊室："肺大夫，我家老头子咳嗽都有一个多月了，这几天咳得厉害，麻烦您帮他好好看看吧。"肺大夫还没开口问话，张老伯的老伴就抢先说话了，但张老伯却倔强地说："肺大夫啊，我没事儿……咳咳……咳……我只是最近感冒了有点小咳嗽……您给我开点感冒药就可以了。"

肺大夫皱了下眉头，帮张老伯仔细检查后说："老伯，感冒属于自限性疾病，您咳嗽这么久了，肯定不是感冒这么简单的问题，"肺大夫顿了一下接着说，"久咳不愈，小心肺炎哦！我建议您做进一步检查。" 张老伯不是很情愿地接过肺大夫开出的检

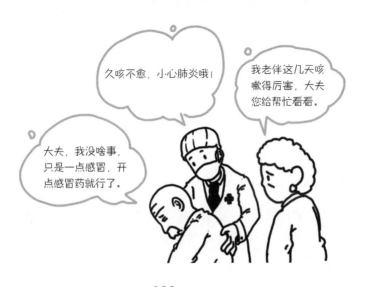

查单时还在说"我就是感冒咳嗽嘛……"

检查报告很快出来了，结果证实了肺大夫的"预言"——张老伯确实不是感冒，而是肺炎！张老伯一脸疑惑："我的感冒怎么就变成了肺炎呢？"肺大夫认真解释道："感冒和肺炎虽然都会出现咳嗽的症状，但二者的病因和病理机制却不尽相同。"

 肺炎有什么诱发因素

（1）当人体免疫力下降，感染细菌、病毒、真菌、寄生虫等时，可引起肺部发炎。

（2）儿童和老年人因为免疫力相对较弱而容易得肺炎。

（3）原先就有肺病、营养不良、慢性病，使用了免疫抑制剂、激素的人患肺炎的风险更大。

（4）吸烟、喝酒的人更容易得肺炎。

 应做哪些检查帮助确诊肺炎

除了发热、咳嗽等症状外，医生还会根据具体情况针对性地做以下检查。

（1）肺炎时听肺可表现为呼吸音减弱或异常。

（2）抽血化验查血象看看白细胞计数是否升高，其他感染指标是否异常。

（3）拍胸片看看是否有肺炎表现。

（4）有时候需要做胸部CT。

（5）给患者的痰进行培养或检验，看看是感染了哪种细菌。

如果患者病情比较严重，或者患者感染的不是一般的病原体，那么有可能需要做纤维支气管镜，采集黏液进行检查。

 肺炎有什么症状

虽然感冒和肺炎都会出现咳嗽和发热的症状，但是普通的感冒可以自愈，肺炎则不行，当出现以下症状时，请尽快去医院就诊。

（1）咳嗽比较厉害，或者加重。

（2）发热不退。

（3）呼吸困难。

（4）抗生素治疗3天后感觉没有好转或者还有发热。

（5）出现剧烈胸痛、指甲或嘴唇发绀、咯血。

 肺炎是很严重的疾病吗

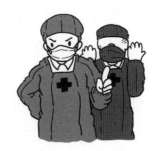

大多数患者在经过抗生素治疗及休息后会得到康复，但是部分严重感染的患者需要住进重症监护病房（ICU）进行生命支持治疗。严重的肺炎可致人死

亡，尤其是老年人、儿童及存在其他内科疾病的人。肺炎通常情况下病程短，但有时候病程会延长，或者加重后再缓解，大多数人可以完全康复。如果之前没有其他肺部疾病或免疫性疾病，通常情况下肺内就不会有病灶残留，但是严重的肺部感染可能会继发肺部结构的改变。

肺炎是否具有传染性

肺炎咳嗽是否传染取决于其感染的具体原因，如果是病毒、军团菌、结核等病原微生物引起的，通常具有传染性，如果是自身免疫源性的，比如慢性支气管炎、放射性肺炎等，是不会传染的。

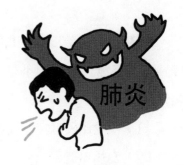

学校、工厂等人群密集的地方或者家庭成员经常出现类似的咳嗽症状，通常与所处的工作、生活环境相同和感染病原体类似有关，是否具有传染性要具体情况具体分析。

当家中有肺炎患者时，家长可给宝宝监测体温。没有发热情况时，每天监测体温2～3次；如宝宝有发热：每30分钟至1个小时监测1次体温。当体温超过38.5℃，可自行服用退热药，如果宝宝出现反复发热、严重咳嗽、呼吸急促、精神胃口差、经常呕吐、腹泻，需马上送医院治疗。

婴幼儿

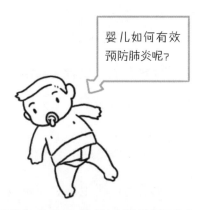

婴幼儿因为免疫力较弱，所以是肺炎球菌主要攻击的对象。在婴幼儿6个月以前，家长应带婴幼儿去接种肺炎球菌、麻疹、流感等呼吸道疾病的疫苗。另外建议家长纯母乳喂养，家里保持通风，在天气变化剧烈和季节交替的时候尽量不要带孩子到人群密集的场所。如果宝宝咳嗽超过1周必须尽快寻求专科医生进行评估和治疗，不可以自行服药治疗。

感染肺炎后需要注意什么

无论大人还是小孩，感染肺炎后要注意以下事项：

① 多休息

尽管几天或几周后患者可能开始感觉好多了，但患者仍然会在接下来的1个月或者更长的时间感觉到容易疲惫。如果患者是住院治疗可能至少3周才能回到平时正常的生活状态。

② 戒烟

如果肺炎患者同时还是吸烟者，那么该患者的症状可能比其他人好转得更慢，所以建议肺炎患者考虑改变以往的生活方式，如戒烟。

③ 多喝白开水

发热会消耗患者的体液，白开水可以让身体保持水分，同时也能清除肺部黏液。

④ 保持良好生活习惯

勤锻炼、讲卫生、不熬夜、生活规律。另外，健康人群与咳嗽或肺部感染的人接触时注意勤洗手，保持个人卫生。

⑤ 饮食

（1）宜食易消化、富有营养的食物：肺炎患者胃肠张力及蠕动均较弱，特别是伴有高热时胃肠功能更差，此时患者宜进食易消化、富有营养的流质或半流质食物，如牛奶、米汤、藕粉、鸡蛋汤、菜汁、水果汁、面条、馄饨、蒸蛋羹等。

（2）宜食高蛋白质食物：肺炎患者应进食足够的富含优质蛋白质的食物，如鸡肉、鱼类、猪瘦肉、鸡蛋、牛奶、豆类及其制品等。

（3）宜食富含维生素及矿物质的食物：如谷类、豆类、新鲜蔬菜、水果。蛋黄中含有丰富的维生素E、维生素C、维生素B及微量元素锌、锡、铜等，有利于炎症的控制。

（4）宜食高热量食物：如摄入足量的糖类和脂肪，可减少蛋白质的分解，有利于炎症的控制。患者可食用甘薯、芋头、马铃薯、苹果、马蹄粉、山药粉、莲藕粉等。

（5）肺炎急性期饮食宜清淡、易于消化，要多饮水，可选用稀粥、米粉、绿豆汤、果汁等；多食具有清热化痰作用的蔬菜、水果，如萝卜、荸荠、枇杷、柑橘、梨、黄瓜等。恢复期可食润肺生津的食物，如牛奶炖蛋、鱼汤、瘦肉汤、丝瓜、山药、扁豆等；恢复期肺阴不足者，可用沙参、麦冬、百合等以滋阴润气。

（6）高热和重症者只能给予富含蛋白质和维生素的流质或半流质饮食；轻症者和处于恢复期的患者可以软食为主。

传统中医学认为疾病性质有阴阳之分，不同的食物也有寒热之性的不同，因此合理的饮食有助于疾病的康复，肺炎患者病情不同需要注意的事项也不尽相同哦！

适合肺炎患者食用的药膳

① 贝母蒸梨

梨2个，川贝母12g，冰糖10g。梨削皮去核，切成12瓣，川贝母洗净备用。将梨块、川贝母、冰糖装入碗内，加适量水，上笼蒸1小时，即可食用止咳，清热化痰。适用于久咳、干咳或痰中带血者。

② 清肺饮

杏仁（去皮尖）、浙贝母（打碎）、白茯苓各6g，橘红、甘草各3g，生姜1片。上药水煎20分钟，代茶频饮。清肺止咳，用于肺炎咳嗽、咳黄痰症状明显者。

③ 清肺粥

枇杷叶30g，罗汉果1个，粳米50g，冰糖适量。先刷去枇杷叶背面的绒毛，然后切碎，与罗汉果一起煎煮，去渣取汁，汁与粳米同煮成粥，粥熟后加入冰糖。清肺止咳。用于咳嗽、咳痰黄稠、咽痒者。

④ 六汁饮

雪梨5个，鲜芦根、荸荠、鲜莲藕、鲜菱、麦冬各500g。先将雪梨、荸荠去皮，然后与其他药一起榨汁混合。分多次频饮。养阴清肺润燥。用于肺炎恢复期，发热已退、余热未清、口燥咽干者。

⑤ 清凉饮

茅根150g（切断），生地黄60g，雪梨1个（切片），柿饼1个，大枣5枚，鲜藕1节（切片）。各味洗净，加水煎汤服用，每日1剂。清热凉血，养阴润肺。用于肺炎属阴虚肺热者。

⑥ 花生百合

粥花生50g，百合15g，粳米100g，冰糖适量。先将花生洗净捣碎，加入粳米、百合同煮为粥，待粥将成时放入冰糖即可。润肺化痰，适用于肺燥干咳少痰或无痰，或痰黏稠不易咳出者。

（1）肺炎患者应按照医生的嘱咐，按时吃药，不能自己随意减少药量、服药的次数及天数。

（2）肺炎患者不要擅自停药，即便患者感觉好转，也不能自作主张停药，要在呼吸专科医生的指导下逐步停药。一是虽然症状缓解了并不代表病情就稳定了，二是这样做可能会增加细菌耐药的风险。

（3）如果肺炎患者有肺炎并发症、需要吸氧、注射抗生素，最好还是选择住院，这样可以得到更好的病情监测与治疗护理。

（4）肺炎患者应遵医嘱定期复诊监测病情，再拍1次胸片判断肺部感染是否已经消失。对于有慢性咳嗽和气不够吸的吸烟者尤其要复诊。

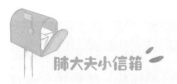

肺大夫小信箱

问：咳嗽久不好，都会引起肺炎吗？

答：咳嗽是一种"自我保护"的生理性反射，是肺炎表现为咳嗽，而不是咳嗽引起了肺炎。

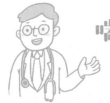

喘息、咳嗽、胸闷，可能是哮喘

哮喘是目前最常见的慢性疾病之一。据估计，全球每20个人中就有1个哮喘患者，全球3亿多人受到哮喘疾病的困扰，我国大约有3 000万哮喘患者，并且哮喘患者的数量持续增长，已成为我国第二大呼吸道疾病。

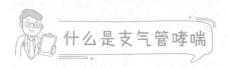

什么是支气管哮喘

支气管哮喘，简称哮喘，是一种以慢性气道炎症和气道高反应性为特征的异质性疾病，以反复发作的喘息、咳嗽、气促、胸闷为主要临床表现，常在夜间和（或）凌晨发作或加剧。

支气管哮喘有哪些临床表现

支气管哮喘发作前几分钟往往有过敏症状，如鼻痒、眼睛痒、打喷嚏、流涕、流泪和干咳等，这些表现叫先兆症状。随后，立即出现胸闷，胸中紧迫如重石压迫，约10分钟后出现呼气困难，这时甚至不用医生的听诊器就可以听到"哮喘音"，患者被迫端坐着，头向前伸着，双肩耸起，双手用力撑着，用力喘气。这样的发作可持续几十分钟，自行或经治疗而缓解。

　　另外，支气管哮喘还表现为慢性，即四季都能发作，不管发作与否，患者经常会胸闷气急，平时即有喘息及支气管哮喘样呼吸，可伴咳痰黏稠，可有低热，有这些症状的患者多不能参加一般工作。有时支气管哮喘没有先兆症状即开始发作。有的支气管哮喘发作持续数天不止，常因为呼吸困难而窒息，因心力衰竭、体力不支而死亡。还有的支气管哮喘症状不典型，表现为长期反复干咳、咽痒、胸闷不适，一般消炎止咳治疗无效，应想到有可能不是典型支气管哮喘，往往给以平喘治疗而缓解。

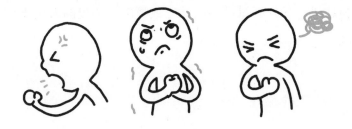

　　支气管哮喘急性发作可使患者在夜间睡眠时突然惊醒。慢性支气管哮喘发作程度不如上述重，而持续时间较长，且间歇期短。平时因感冒或吸入异味而加重，有时也能听到哮鸣音。患者体力不足，夜间往往发作，白天又好转，故能坚持工作及学习，但工作能力下降，体力不支，营

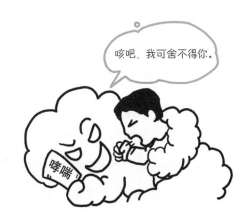

咳吧，我可舍不得你。

养不良，反复呼吸道感染，免疫力下降，缺氧，渐渐演变成肺气肿及其他器质性病变。个人身体、学习、工作和家庭生活都受到影响，少数患者则不表现哮喘，而是以干咳为主要特征。

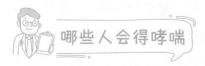

哪些人会得哮喘

任何年龄段的人都有可能得哮喘，但因为抵抗力较弱，所以儿童哮喘患者多于成年人。运动员和长期暴露在粉尘、煤尘、灰尘等职业工作者由于工作环境问题也比较容易得哮喘。室内和室外空气污染会增加哮喘发生的风险，所以当空气质量好的时候注意开窗通风。另外有过敏性疾病史或哮喘家族史的人也比较容易得哮喘。

常见的诱发支气管哮喘的变应原有哪些

① 花粉

植物花粉可以导致过敏反应。花粉飘散在空气中，其种类繁多，数量惊人，一株玉米平均可以产生5 000万粒花粉。花粉在空气中散播，常有一定的季节性与地区性。有的花粉，如松、杉类花粉，常有气囊，可随风飘到1 700km以外的地方，而草本植物花粉，如小麦，在其生长的地里花粉含量占90%，而在距散播地300m处，已降至0.2%，因此花粉的散播有一定的区域性特点。花粉是高等植物雄性花所产生的生殖细胞，可引起花粉症。主要分为风媒花和虫媒花两大类。引起过敏者主要是风媒花粉，这类花粉春天多为树木花粉，如榆树、杨树、柳树、松树、杉树、柏树、白蜡树、胡桃树、枫杨树、桦树、法国梧桐、棕榈树、构树、桑树、臭椿树等；夏秋多为杂草及农作物花粉，如蒿、豚草、藜、葎草、蓖麻、向日葵、玉米等。这些花粉的授粉期一般均在3—5月和7—9月，所以花粉症患者和对花粉过敏的哮喘患者多集中在这两个季节发病。其中蒿和豚草花粉是强变应原，危害极为严重，可引起花粉症的流行。

② 动物皮屑及分泌物

如猫、狗、马等产生的皮屑、尿、唾液，都可能使人发生过敏反应。哺乳类动物的上皮脱屑，有更强的致敏作用。具有过敏体质的人，并不一定需要与动物直接接触，只要进入有这些动物的环境中即可以发病。发作症状轻重不一，可以从轻微不适到严重的窒息性哮喘。目前家庭饲养猫狗宠物的很多，有些儿童在学校中容易有哮喘发作，原因可能是通过同学之间的交往，间接接触了别人家中饲养的猫、狗的皮屑。

③ 真菌、霉菌

真菌、霉菌有一个庞大家族，有10万多种。常见的致敏真菌为毛霉、根霉、曲霉、青霉、芽枝菌、交链孢霉、匍柄霉、木霉、镰刀菌、酵母菌等。真菌的孢子和菌丝碎片均可引起过敏，但以真菌的孢子致敏性最强。霉菌属于植物，但并无根、茎、叶，只能过寄生或腐生的生活，能进行有性与无性繁殖，能产生孢子与菌丝。霉菌为吸入性抗原，对有过敏体质的人可以引起过敏反应。霉菌很容易在潮湿多雨及近海地区繁殖，在温度适宜、有一定湿度的环境中，霉菌显然增多，故在夏季或梅雨季节，霉菌引起过敏的情况会加重，但其季节性并不像花粉那样分明。

④ 针织品上脱落的物质

如毛毯、绒衣或羽绒服上脱落的纤维、油烟、尘螨或蟑螂等昆虫的碎片和排泄物等。

⑤ 室内灰尘、粉尘

包括卧室中的灰尘和工作环境的粉尘，如图书馆的灰尘、面粉厂粉尘、皮革厂粉尘、纺织厂棉尘、打谷场粉尘等。

⑥ 职业性吸入物

如棉纺厂、皮革厂、羊毛厂、橡胶厂和制药厂的工人吸入致敏性或刺激性气体和灰尘可诱发哮喘。

⑦ 儿童玩具

如毛绒玩具等。

 如何确定是否患上了支气管哮喘

要想判断一个人是不是得了支气管哮喘，首先要看他是否出现支气管哮喘的症状表现，如果出现了疑似支气管哮喘的症状，患者就该及时去医院进行必要的检查，以便确诊病情。

典型支气管哮喘患者的表现是发作性伴有哮鸣音的呼气性呼吸困难。严重者可被迫采取坐位或呈端坐呼吸，干咳或咯大量白色泡沫痰，甚至出现发绀等。支气管哮喘症状可在数分钟内发作，经数小时至数天，用支气管扩张药或自行缓解。早期或轻症的患者多数以发作性咳嗽和胸闷为主要表现。这些表现缺乏特征性。判断是不是得了支气管哮喘，要做必要的检查，如肺通气功能、支气管激发试验、支气管舒张试验、PEF及其变异率测定等。

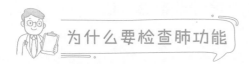

为什么要检查肺功能

肺功能检查是呼吸系统疾病的必查项目之一，对于查出早期肺和气道病变，评估疾病程度及预防有非常重要的意义，对于支气管哮喘的诊断、鉴别、评价病情严重程度和判断疗效也具有极大帮助，而且也可以为临床上确定支气管哮喘的病因、判断预后提供有意义的依据。

（1）肺功能检查是一种物理检查方法，对身体无损伤，更无痛苦和不适。

（2）肺功能检查具有敏感度高、重复检测方便和患者易于接受等优点。

（3）与X线胸片、CT检查等相比，肺功能检查更侧重于肺部的功能性变化。

常见的药物治疗有哪些

1 长期控制用药

吸入型糖皮质激素：①二丙酸倍氯米松。②布地奈德。③丙酸氟卡松。

吸入长效 β_2 激动剂：①沙美特罗。②福莫特罗。

其他：①口服长效 β_2 激动剂。②抗白三烯药物。③甲基黄嘌呤。④色甘酸钠/尼多克罗米。⑤全身激素减量疗法。

2 快速缓解用药

①速效吸入型 β_2 受体激动剂。②短效口服 β_2 受体激动剂。③抗胆碱能药物。④甲基黄嘌呤。⑤全身性皮质激素。

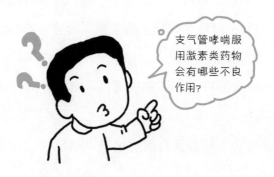

激素类药物的常见不良作用包括高血压、低血钾、骨质疏松、消化性溃疡出血、穿孔、创口愈合不良、诱发或加重感染、精神兴奋、内分泌功能紊乱等。因此，使用皮质激素类药物治疗疾病时应严格掌握适应证，选用适宜的制剂和疗程，同时适当地

补充钾盐，钙剂和维生素D，定期注射蛋白同化激素，胃酸过多时加服抗酸药等对症处理。长期用药（2周以上）者须逐步减量后停药，以免发生戒断综合征。

中医如何辨证治疗支气管哮喘

中医药在治疗支气管哮喘的研究中取得了重大的进展，尤以补肾法占主导地位。传统理论认为本病的病理因素以痰为主，认为这个病或久病及肾，或病起于先天不足，肾虚肺脾失于温煦，津失布散才生痰，肺卫不固易因外邪而诱发，故将这个病的"夙根"指为痰是不够深入的，应该说肾虚才是本病之根本，故不论发作与否，均可以益肾兼补肺健脾为治。

如何做才能预防支气管哮喘发作

支气管哮喘是一种最容易反复发作的慢性病，因此，在发作得到控制后的间歇期宜采取积极措施，以达到减轻和减少再发作的机会，可采用下列几种措施来预防发作。

① 避免接触变应原，找出诱发因素

要详细了解患者每次发病的诱发因素及发病情况，注意预防呼吸道感染，清除病灶（及时治疗鼻窦炎、鼻息肉、扁桃体炎、龋齿等），避免过劳、淋雨、奔跑及情绪方面的刺激。

② 免疫增强剂

胸腺素、灭活卡介菌、气管炎菌苗、核酪、麻疹疫苗等，使用这些制剂的目的是刺激机体免疫功能，增加淋巴细胞的增殖，提高患者免疫功能。

③ 色甘酸钠与酮替芬的应用

色甘酸钠的衍生物是酮替芬，二药的主要作用是通过稳定肥大细胞的细胞膜，抑制肥大细胞脱颗粒，阻止引起哮喘发作的化学介质释放，减轻支气管平滑肌痉挛，对外源性哮喘疗效显著。

④ 锻炼身体

要加强锻炼，增强体质，以提高自身对外界环境的适应能力，预防呼吸道感染。

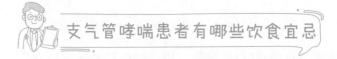
支气管哮喘患者有哪些饮食宜忌

哮喘患者饮食宜温热、清淡、松软，可少食多餐。不宜过饱、过咸、过甜，忌生冷、腥味、油腻、辛辣、烟酒等。在支气管哮喘发作时，还应少吃胀气或难消化的食物，如豆类、山芋等，以避免腹胀压迫胸腔而加重呼吸困难。

一般来说，哮喘患者忌吃（少吃）食物有鸡蛋黄、公鸡、肥猪肉、羊肉、狗肉、海鱼、蟹、虾、木瓜、韭菜、金针菜、笋（笋干）、花生、咸菜、辣椒、胡椒、糖精、香精、色素、巧克力、雪糕类冷饮、汽水、酒、咖啡、浓茶等。

少数患者对某些食物过敏，一旦确认某种食物是诱发哮喘的过敏原，应立即避免食之。多见的诱发哮喘的食物有麦类、蛋类、海鲜、番茄、巧克力、芝麻、坚果类（腰果、花生等）、奶制品等。

除了忌食肯定会引起过敏或哮喘的食物以外，应避免对其他食物忌口，以免失去应有的营养平衡。

此外，辨证用膳也很重要。

（1）支气管哮喘患者常有痰浊内伏之病机，此时不宜食用猪肉、鱼肉或肥甘油腻之品，因其可助湿生痰。宜进食萝卜、丝瓜、薏苡仁、柑橘、银杏等化痰利湿之品。

（2）对素体有内热或痰热的患者，不宜吃辣椒、花椒、芥末、茴香等辛辣刺激性食品，因其性温化热。可进食绿豆、油菜、苦瓜、柚子等清热之物。

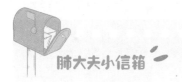

肺大夫小信箱

问：气喘都是哮喘吗？

答：那肯定是不对的，平时少运动的人跑个步还喘得"不要不要的"，当然不是哮喘。但可以引起气喘的疾病有很多，比如肺部感染、慢性阻塞性肺疾病、胸腔积液、老年性肺气肿、气胸、心功能不全、肝硬化大量腹水等，都可以引起气喘。当出现喘促症状不能缓解时，要及时到医院就诊。

问：没有气喘也会得哮喘吗？

答：临床上有一种病称为咳嗽变异性哮喘，患者没有气喘症状，表现为以慢性咳嗽为主要或唯一临床表现的特殊类型哮喘。全球哮喘防治倡议中明确认为咳嗽变异性哮喘是哮喘的一种形式，它的病理生理改变与哮喘病一样，也是持续气道炎症反应与气道高反应性。有报道在6.5％～57％的咳嗽变异性哮喘患者中，咳嗽是其唯一的症状，如果不积极治疗，其中30％～50％的患者往往发展为典型哮喘。

问：哮喘可以治愈吗？

答：哮喘就像高血压病、糖尿病一样，只要通过规范化的治疗和管理，哮喘是可以得到完全控制，可以正常的工作和生活的。

问：雾霾天会导致支气管哮喘急性发作吗？

答：空气污染是支气管哮喘急性发作的诱发因素之一，霾的组成成分非常复杂，包括数百种大气化学颗粒物质，其中矿物颗粒物、海盐、硫酸盐、硝酸盐、有机微生物等污染源较多。雾霾天气会造成空气流通性降低，空气中的气溶胶粒子、燃料和汽车废气等，它们能直接进入并黏附在人体呼吸道和肺泡中，易诱发上呼吸道感染，以感冒、咽炎、急性支气管炎、肺炎等病症。

　　对于支气管哮喘患者，雾霾天气可使病情急性发作或急性加重，如果长期处于这种环境还可能诱发肺癌。寒冷的雾和霾，还会造成冷刺激，导致血管痉挛、血压波动、心脏负荷加重等。同时，雾霾中的一些病原体会导致头痛，甚至诱发高血压病、脑出血等疾病。

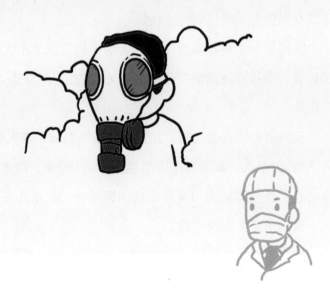

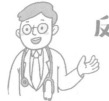

反复咳、痰、喘，原来是慢性阻塞性肺疾病

据世界卫生组织统计数据显示，2016年全球死亡人数共5 690万，其中54%缘于十大死因。这十大死因依次为缺血性心脏病，脑卒中，慢性阻塞性肺疾病（简称慢阻肺），下呼吸道感染，阿尔茨海默病和其他痴呆症，气管癌、支气管癌和肺癌，糖尿病，道路交通伤害，腹泻病，结核病。

数据显示，跟呼吸道及肺有关的疾病占据了十大死因近一半的位置，而排在死因第三位的慢阻肺在2016年夺走了约300万人的生命。

我国学者研究也表明，2018年我国慢阻肺患者人数为9 990万人，将近1亿人，40岁以上人群患病率为13.7%。如此之高的患病率已经使慢阻肺成为与高血压病、糖尿病"等量齐观"的慢性疾病，构成了重大疾病负担。

作为如此常见的呼吸科慢性病，您了解什么是慢阻肺吗？

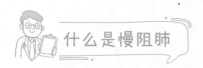

什么是慢阻肺

慢性阻塞性肺疾病（慢阻肺，英文缩写"COPD"），是一种可防可治的常见病，以持续呼吸道症状和持续气流受限为特

征，与气道和（或）肺对有害微粒或
气体的异常反应有关。呼吸困难、咳
嗽和（或）咳痰是最常见的症状。可
进一步发展为肺心病和呼吸衰竭，致
残率和病死率较高。

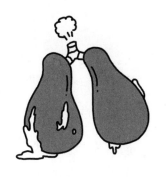

 慢阻肺有哪些危险因素

　　有空气污染地区的人群发病率较高，吸烟人口的发病率远远
高于不吸烟人口，另外还包括接触职业粉尘和化学物质（烟雾、
变应原、工业废气和室内被污染的空气等）。另外，慢阻肺的危
险因素还与烹调时产生的大量油烟和燃料产生的烟尘有关。

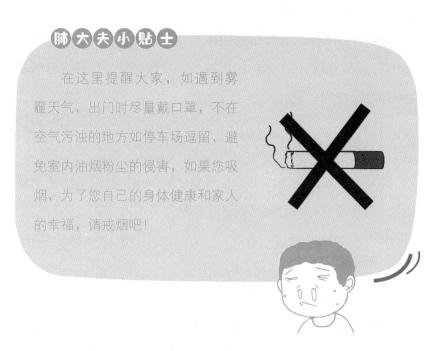

肺大夫小贴士

　　在这里提醒大家，如遇到雾霾天气，出门时尽量戴口罩，不在空气污浊的地方如停车场逗留，避免室内油烟粉尘的侵害，如果您吸烟，为了您自己的身体健康和家人的幸福，请戒烟吧！

慢阻肺的常见症状有哪些

①　慢性咳嗽

通常为首发症状。初起咳嗽呈间歇性，早晨较重，以后早晚或整日均有咳嗽，但夜间咳嗽并不显著。少数病例咳嗽不伴咳痰。也有部分病例虽有明显气流受限但无咳嗽症状。

②　咳痰

咳嗽后通常咳少量黏液性痰，部分患者在清晨较多；合并感染时痰量增多，常有脓性痰。

③　气短或呼吸困难

气短或呼吸困难是慢阻肺的标志性症状，也是患者焦虑不安的主要原因，早期仅于劳动时出现，后逐渐加重，以致日常活动甚至休息时也感气短。

④　喘息和胸闷

部分患者特别是重度患者有喘息；胸部紧闷感通常于活动后发生，与呼吸费力、肋间肌等容性收缩有关，运动时加重。

⑤　全身性症状

在疾病的临床过程中，特别是病情较重患者，可能会发生全身性症状，如体重下降、食欲减退、外周肌肉萎缩和功能障

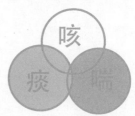

慢性阻塞性肺疾病三大症状

咳　痰　喘

碍、精神抑郁和（或）焦虑等。合并感染时可咳血痰或咯血。

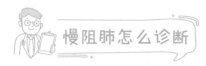

慢阻肺怎么诊断

　　如果上述症状出现，患者到医院后，医生会问一些关于健康和呼吸的问题、家庭和工作的情况，会给患者做全面的检查，其中包括肺功能检查。

　　肺功能检查是判断气流受限的客观指标，其重复性好，慢阻肺的诊断、严重程度评价、疾病进展、预后及治疗反应等均有重要意义，是判断是否患有慢阻肺的主要方法。遗憾的是，目前我国慢阻肺知晓率及肺功能检查普及率极低，在参与中国成人肺部健康研究的受访者中，仅约10%的受访者知道慢阻肺这一疾病；不足10%的受访者曾接受过肺功能检查。在所有慢阻肺患者中，不足3%的患者知道自己患有慢阻肺；近90%的患者此前从未得到明确诊断。而在临床上，60%的慢阻肺患者没有明显的咳嗽、咳痰、喘息等症状，肺功能尚能代偿，许多患者往往在出现严重胸闷气促症状时就诊。这就可能意味着，他们的肺功能已严重受损。由此可见，普及肺功能检查对实现慢阻肺早诊早治是多么重要。

　　那么肺功能检查是怎么开展的呢？相关内容请详阅本书第二章第四节"肺活量不容忽视：肺功能检查"。

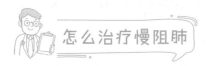

慢阻肺的治疗分为稳定期治疗和急性加重期治疗。慢阻肺的治疗是一个长期的过程，疾病带给患者的不仅仅是身体上的痛苦，更多的还是在考验他们的心理承受能力和社会适应能力，因此要注意对患者的心理调适，良好的心情将有利于患者积极面对疾病、增加治疗的顺从性，并有利于建立良好的人际关系，这将更有利于疾病的恢复。

稳定期治疗

1 非药物治疗

如戒烟、运动或肺康复训练、接种流感疫苗与肺炎疫苗，如有呼吸衰竭建议长期低流量吸氧，每天超过15小时。

2 药物治疗

现有药物治疗可以减少或消除患者的症状、提高活动耐力、减少急性发作次数和严重程度以改善健康状态。吸入治疗为首选，教育患者正确使用各种吸入器，向患者解释治疗的目的和效果，有助于患者坚持治疗。常用的药物有以下几类。

（1）支气管扩张剂：是现有控制症状的主要措施，临床常用的支气管扩张剂有三类，β_2受体激动剂、胆碱能受体阻断剂和甲基黄嘌呤，联合应用有协同作用。

（2）吸入糖皮质激素：有反复病情恶化史和严重气道阻塞，FEV1<50%预计值的患者可吸入糖皮质激素。

（3）祛痰剂和镇咳药：祛痰剂仅用于痰黏难咳者，不推荐常规使用。镇咳药可能不利于痰液引流，应慎用。

（4）抗氧化剂：应用抗氧化剂如N–乙酰半胱氨酸、羧甲司坦等可稀化痰液，使痰液容易咳出，并降低疾病反复加重的频率。

急性加重期治疗

（1）吸氧：目标是维持血氧饱和度达88%～92%。

（2）支气管扩张剂：吸入短效的支气管扩张剂，如异丙托溴铵、沙丁胺醇。

（3）全身糖皮质激素：2014年GOLD指南更新版推荐甲泼尼龙，连续用药5天。

（4）抗感染药物：以下三种情况需要使用：①呼吸困难加重，痰量增多，咳脓痰。②脓痰增多，并有其他症状。③需要机械通气。

患了慢阻肺，生活中该怎么做

戒烟

吸烟是患慢阻肺的主要原因，因此为了自己和家人的健康，请一定要戒烟。

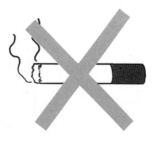

避免反复感冒、感染

加强体育锻炼，增强体质，提高机体免疫力。

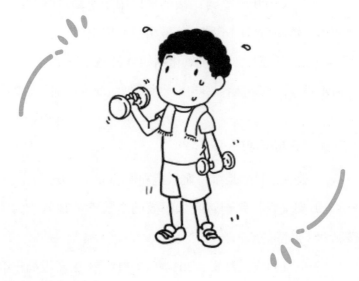

远离空气污染

避免接触污染空气、汽车尾气、烟、香水等；劝说周围人不要吸烟，尽量待在公共场合的无烟区；避免进入地下停车库；避免在交通拥挤区域或工业区活动；避免接触油漆，使用家用无毒清洁剂；经常打开门窗透气，若室外空气质量差，避免室外活动。

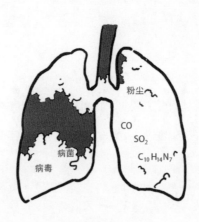

帮助改善呼吸急促的体位

呼吸急促时，你会坐立不安。较少的能量支出可避免呼吸窘迫的发生。以下是减少能量消耗的坐法和站法。

① 坐法

坐着时，足部支撑，胸部向前微倾，肘部放松放于膝盖，下巴放在手上，或可以将上臂轻松放于桌上，头部靠在枕头上。

② 站法

胸部向前微倾，手放松放于大腿。如果在附近有较高的家具，肘部支撑其上，头部靠于手臂上，同时放松你的颈部和肩部。

呼吸锻炼

详见第三章第七节"肺康复你知道多少，行动起来吧"。

有效咳嗽

①吸气。②屏住呼吸2秒。③微微张嘴，咳嗽两下，第一次咳嗽可以疏松痰液，第二次将痰排出。④注意痰液的颜色。如果是黄色、绿色或红色，赶快就医。⑤如果痰液无法咳出，重复上述步骤。⑥用力呼气，深吸气，用力呼气，重复直至痰液咳出。

放松紧张情绪

控制紧张情绪可以避免呼吸急促。很多慢阻肺患者害怕窒息等情绪会促使呼吸急促。呼吸急促导致紧张，紧张诱发浅快呼吸和肌肉紧张，进一步加重呼吸急促，这是一个恶性循环。一些慢阻肺患者因为害怕呼吸急促和窒息而不敢进行正常活动，这样反而适得其反，请患者放松紧张情绪。患者可用以下方法帮助调节紧张情绪。

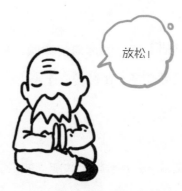

① 深呼吸

患者可将手放于胃部做深呼吸，感觉胃部膨胀，充满空气，后缩唇呼气，感觉胃部恢复原状。

② 进行肌肉放松

患者可先收紧身体各肌群，然后从脚到头部逐步放松，闭上眼睛，用缩唇呼吸法进行呼吸。

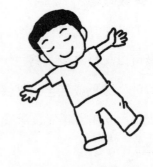

③ 积极的思维

患者可使自己舒适并闭上眼睛，深深地而且有规律地呼吸。放任思维，想象着蓝天大海等可令人放松的情景。每次呼气，在心里对自己说"放松"。

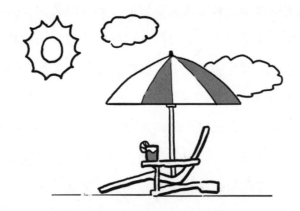

④ 音乐和图画

音乐是放松最好的方法，它可使人保持平静、平和，欣赏美丽的图画也可使人愉快、自信。

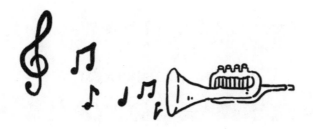

⑤ 笑

笑是一剂良药，可以减少紧张情绪，保持良好的心态和乐观的态度，对疾病的恢复有很大帮助。

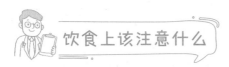

饮食上该注意什么

慢阻肺患者比正常人呼吸功耗增加10倍，因此需摄取更多能量，每天应少量多餐，可避免胃胀气和呼吸急促。患者应多喝水（除非医生不建议），大量饮水可使痰液稀释而有利于排出，改善感染症状，增强治疗效果。每日饮水量应不少于2 000mL。

高蛋白饮食，能保证营养，增加能量，维持骨骼和肌肉张力。将食物切碎可以减少因咀嚼带来的能量消耗。慢阻肺患者宜采用高蛋白质饮食予以补充，蛋白质每日供应量为1.25 ~ 1.5g/kg（体重），平时可多选用牛奶、鸡蛋、瘦肉、鱼、豆制品等营养价值高的优质蛋白质，以补充消耗，增强机体免疫功能。每日供给维生素C 100mg、维生素A 5 000IU即能满足人体的需要。维生素C和维生素A主要存在于水果、蔬菜及动物肝脏、蛋黄等食品之中。

 慢阻肺患者常用药膳有哪些

表2　慢阻肺患者常用药膳

药膳	做法	作用
黄芪山药羹	黄芪30g，山药60g，白糖适量，放入锅中，加水适量煮成羹即成	补肺健脾益气
枸杞大枣小米粥	新鲜小米佐入枸杞子、山药、大枣各适量煮粥	补脾胃、益肝肾
海参粥	海参适量、糯米100g，按常法煮粥即成	补肾、益精、养血
冰糖蜂蜜萝卜	萝卜25g，冰糖30g，蜂蜜适量，水1大碗，煎成半碗，早、晚分服	适宜于肺热痰稠者

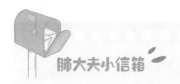

问：为什么慢阻肺常常在天气变化时发作？

答：中医讲"邪之所凑，其气必虚"，慢阻肺患者如果调护不慎，天气变化时容易导致上呼吸道感染，而呼吸道感染是导致慢阻肺急性发作的一个重要因素，可以加剧病情进展，加重症状。在感染或受寒后，病情迅速加剧，痰量增多，黏稠度增加或呈黄色脓性痰。慢阻肺患者最忌急性加重，而急性加重常与着凉、感冒有关。因此慢阻肺患者应谨防天气变化，特别是季节转换，进入冬季，做到防寒保暖，尽量减少外出活动，避免感冒。一旦感冒，尽快到医院就诊。

问：反复感染会加重慢阻肺吗？

答：反复感染不会直接导致慢阻肺，但对于已经罹患慢阻肺的患者来说，反复感染是导致疾病急性发作的一个重要因素，可以加剧病情进展。因此，大家要避免受凉、流感或鼻窦炎等疾病，注意与感冒患者接触后洗手。在炎热和寒冷的天气尽量不要外出，天气冷或刮风时，围上围巾捂住鼻子；天气潮湿时，尽量待在空调房间里，因为冷空气能引起黏液分泌增加，减弱支气管纤毛运动。如果慢阻肺患者突然出现呼吸急促，痰液增多（特别是黄色或绿色痰液）或有发热等感染症状，就应该立刻到正规医院找医生诊治了。

问：慢阻肺会并发肺心病吗？

答：慢阻肺长期迁延不愈，累及心脏会并发肺源性心脏病（简称肺心病）。由于支气管、肺、胸廓或肺血管的病变所致的肺循环阻力增加，使肺动脉压升高，引起右心室肥大、右心衰竭，是慢阻肺发展的晚期阶段，是慢阻肺的并发症之一。其表现为慢性咳嗽、咳痰、气急，活动后心悸、呼吸困难、乏力，劳动耐力下降。明显肺气肿体征，下肢轻微浮肿（下午明显），营养不良表现。严重者出现呼吸衰竭，口唇发绀甚至死亡。

问：慢阻肺需要做手术吗？

答：一般不建议做手术，但对有手术指征的慢阻肺伴有肺大泡患者，可行肺大泡切除或肺减容术，以减轻患者呼吸困难的程度，并使肺功能得到改善。对于某些晚期慢阻肺患者，还可进行肺移植术，以改善患者的肺功能，提高其生命质量。

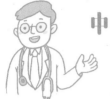

中老年人干咳、声音嘶哑，竟然有可能是肺癌

63岁的陈大妈平常感觉身体还好，前不久因为干咳、声音嘶哑到医院做CT时，医生发现她的右上肺有一块肿物，行气管镜活检证实是肺癌。陈大妈很纳闷："自己并不吸烟，平常生活也挺注意，怎么会得肺癌呢？"

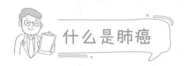

什么是肺癌

肺癌是指原发于支气管黏膜和肺泡的癌肿。临床表现为咳嗽、胸痛、咯血、发热、气急。咳嗽常为阵发性刺激咳嗽，咯血常为持续性或反复性少量血痰，随着肿块的不断增大，阻塞或压迫大支气管，可见胸闷气急，肿瘤侵犯邻近组织可出现声嘶。晚期可出现脑转移、肝转移、骨转移。现代医学一般认为本病的发生与吸烟、环境污染、放射性物质、免疫功能不全、遗传因素等有关。

在我国，近几年肺癌发病率逐年增加，男性肺癌发病率和病死率均占所有恶性肿瘤的第一位，女性发病率占第二位，病死率占第二位。2001年11月，为呼吁世界各国重视肺癌的预防，提高人们对肺癌的防癌、抗癌意识，普及肺癌的规范化诊疗知识，世界肺癌联盟发起了一项全球性倡议，将每年的11月定为"全球肺癌关注月"。

肺肿瘤和肺癌是一回事吗

肺肿瘤分良性肿瘤和恶性肿瘤，肺的恶性肿瘤即为肺癌。肺的良性肿瘤包括支气管和肺的真性肿瘤、腺瘤、平滑肌瘤、脂肪瘤、纤维瘤等，是极少见的一组疾病。良性肿瘤的细胞分化和形态与正常细胞相似，肿块大多有包膜，和周围组织分界清楚，边缘光滑、整齐，呈圆形或椭圆形，多为实体病变。其分布右侧多于左侧，组织分化良好。但某些良性肿瘤有恶变的可能。

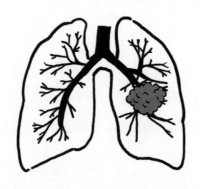

肺癌早期会出现哪些症状

由于肺癌在早期时往往表现为无症状的肺结节，很难从症状上被感知，容易被忽略，因而有相当一部分患者像陈大妈一样是在体检时偶然发现。如果长期吸烟者突然咳血痰，或痰中反复带血、反复发生肺炎，千万不可掉以轻心，要立即到医院做进一步的肺部检查。肺癌的早期症状有：

① 咳嗽

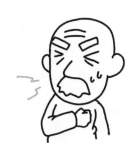

咳嗽是肺癌患者最早期和最常见的症状。由于起病时常类似感冒或支气管炎，故容易被忽视。因此，凡以往无慢性呼吸道疾病尤其是40岁以上者，经过积极治疗，咳嗽持续3周以上仍无好转，应警惕患肺癌的可能，需做进一步检查。

② 咯血

咯血常因癌组织侵犯支气管黏膜而引起。咯血量一般很少，常为血丝痰，可持续数周、数月或呈间歇性发作。由于咯血量少或间歇出现，故不易被重视。临床上，中年以上出现血痰者，约1/4为肺癌所致。因此当出现不明原因的血痰时，切莫麻痹大意。

③ 胸痛

胸痛约占肺癌患者的半数以上，特别是周围型肺癌，胸痛可为首发症状，这是由于癌组织浸润胸膜所致。胸痛常固定于病变部位，早期多呈间歇性隐痛，体位改变、深呼吸和咳嗽时加剧。

④ 杵状指

杵状指亦称鼓槌指，表现为指、趾第一关节肥大，指甲突起变弯，常伴有疼痛感。

⑤ 发热

45岁以上男性烟民，若出现长期慢性的肺部炎症伴发热，应警惕肺癌的可能性。一般肿瘤可因坏死引起发热，多数发热是由肿瘤引起的继发性肺炎所致，应用抗生素药物疗效不佳。在支气管肺癌早期症状中，这一点是不能忽视的。

⑥ 肩背痛

肺外围型肺癌常侵蚀胸膜，累及肋骨和胸壁组织，从而引起肩背痛。这类患者很少有呼吸道症状。

⑦ 声音嘶哑

肺癌转移灶压迫喉返神经，可使声带肌麻痹而致声音嘶哑。由于肺癌的转移灶在早期即可出现，且转移灶有时可比原发灶长得快，因此转移灶的临床表现可先于原发灶出现。

⑧ 神经系统症状

肺癌脑转移时可出现头痛、呕吐、突然昏迷、失语、偏瘫等神经系统症状。因肺部症状不明显，故常被误诊为血栓或脑肿瘤。

⑨ 多发性周身性肌炎

多发性周身性肌炎亦为肺癌早期症状之一。据统计，85%的肺癌患者在无典型症状出现前仅表现为渐进性周身无力，食欲减退，加重时可表现为行走困难，卧床难起。

⑩ 男性乳房肥大

男性肺癌患者有 10%～20%出现乳腺肿大，多数为双侧肿大，而且这种症状出现时间比咳嗽、痰中带血、胸痛、气促等肺部症状早1年左右。这是因为某些肺癌细胞能分泌出绒毛膜促性腺激素，这种激素可引起乳腺组织增生，致使乳房肥大。

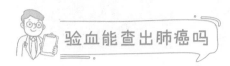

验血能查出肺癌吗

单纯验血不能查出肺癌，但是血液中可查出肿瘤的标志物，有助于肿瘤的早期筛查和治疗效果的判断。

肺癌的诊断可以简化为"临床表现+影像学检查+痰细胞学检查、支气管镜检查、脱落细胞检查"，病理诊断是确诊肺癌的金标准。

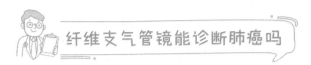

纤维支气管镜能诊断肺癌吗

目前影像学诊断仪器对肺部肿块的大小、部位能做出确切诊断，但对肿块性质诊断较为困难，应用纤维支气管镜检查，结合活检和刷片检查技术，可使肺部肿块性质诊断阳性率显著提高。随着医疗技术的不断进步和发展，纤维支气管镜技术已经得到越来越多的应用，受到越来越多医生及患者的接受与肯定，尤其在肺癌的诊断与鉴别诊断方面，有着不可替代的作用。

肺癌的治疗手段有哪些

手术

早期肺癌，外科手术是首选；局部晚期肺癌，都可以通过其他治疗手段使癌灶缩小，然后争取手术切除。手术治疗的较大不足为可能留下残存病灶，容易引起癌细胞复发和转移。

化疗

化学药物治疗即化疗，包括术前及术中化疗、常规化疗。化疗是肺癌治疗中非常普遍和有效的辅助治疗手段。根据患者的病程合理选择肺癌的化疗方案，可以达到缩小肿瘤创造手术条件、术后防止复发转移以及晚期患者延长生命等目的。联合化疗是指同时运用作用机制不同，药物毒性不叠加而每一药物均能发挥作用的多种化学药物治疗疾病的方法。联合化疗时。药物剂量不必减少，毒性不会增加，药物对肿瘤的打击面增宽、程度加强，减少或推迟耐药性的出现。同时需要注意的是，肺癌的化疗药物在治疗肿瘤的同时也会为患者带来一系列毒副反应。需要及时通过调整饮食、运用中医中药等辅助手段，来保证患者的生命质量和安全。

🧴 放疗

　　放射治疗即放疗。放疗是用各种不同能量的射线照射肿瘤，以抑制和杀灭癌细胞的一种治疗方法。放疗可单独使用，也可与手术、化疗等配合，作为综合治疗的一部分，以提高癌症的治愈率。在术前先做一段放疗使肿瘤体积缩小些，便可使原来不能手术的患者争取到手术的机会。对晚期癌症则可通过姑息性放疗达到缓解压迫、止痛等效果。

　　放疗可分为根治性放疗和姑息性放疗两种。前者剂量较大，照射较彻底，适用于较早期及部分晚期患者，以消灭原发灶、术后可能的残余灶以及某些转移灶。后者适用于晚期患者，多属权宜之计，根据耐受情况给予合适剂量，以达改善症状、减轻痛苦、延长生命之效，个别也可达到根治的效果。医生根据肿瘤的性质、部位、病期和全身状况定出总剂量。将总剂量分配为20~30次，在4~6周内照完。经过准确定位，在体表画好标记，透过体表，向肿瘤部位照射。

　　放疗不是电疗或"烤电"，放疗是通过射线产生疗效的。射线是无臭、无味、无形、无声和无痛的物质。有些患者接受低能射线照射，皮肤易发黑，不要误认为是被电疗烤焦。

　　放疗可以引起倦乏、食欲减退、低热、骨髓造血功能抑制、放射性肺炎、肺纤维化和癌肿坏死液化形成空洞，以及局部皮肤损伤等反应和并发症，在治疗中应予以注意。

中医药

中药的优势其实并不在杀灭癌细胞，而主要是通过调理机体，改变身体的内环境，使得肿瘤生长的"土壤"发生变化，进而起到抑制肿瘤或减少肿瘤转移的治疗效果。其次是解除患者的一些症状，如失眠、便秘、腹泻等，提升生活质量。最后是针对放疗或化疗产生的副作用，如白细胞降低、恶心呕吐、食欲差等起到调理的作用。

中医是讲究因人因时因地制宜，证是动态变化的。不同患者在疾病的不同阶段，治疗有差别，放疗、化疗前后也有差别。老百姓在不能自己判断时，不能迷信于所谓治疗癌症的"三板斧"（一是清热解毒的中草药：白花蛇舌草、半枝莲、半边莲、山慈姑等；二是活血化瘀的药物：丹参、莪术、三七等；三是扶正固本提高免疫力的药物：人参、黄芪、女贞子、冬虫夏草等），不经辨证，随便服用，滥用偏方秘方，那么不仅不能起到治疗作用，反而会加重病情。

免疫治疗

生物缓解调节剂、细胞因子、细胞过继免疫。免疫治疗的目的是激发或调动机体的免疫系统，增强肿瘤微环境抗肿瘤免疫力，从而控制和杀伤肿瘤细胞。肿瘤免疫学治疗的方法种类繁多，已与现代生物高科技技术结合，发展成为继手术、化疗和放疗之后的第四种肿瘤治疗模式——肿瘤生物学治疗方法。但这些方法大多还处于探索阶段，对临床上已生长的肿瘤或实体瘤的消除能力也十分有限，对大量的肿瘤细胞也难以奏效，因此，临床上先用常规疗法清除大量肿瘤细胞，再使用生物学治疗方式清除、杀伤少量的残留或扩散的肿瘤细胞，以提高、巩固肿瘤治疗的效果，减少肿瘤的复发。

基因治疗

目前尚处于研究阶段。

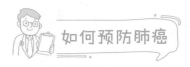

如何预防肺癌

（1）从现在开始戒烟，远离室内外空气污染。

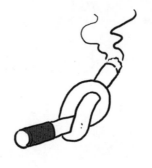

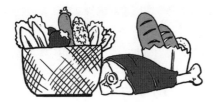

（2）养成正确的饮食习惯。

（3）重视并坚持体检。

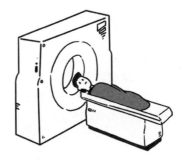

（4）生活要劳逸结合，避免精神压力。

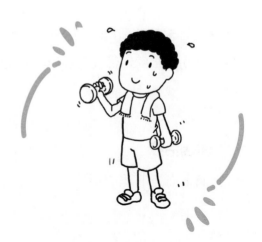

肺癌筛查，越早越好

肺癌在我国已成为首位肿瘤死因，患者五年生存期在15%左右。肺癌的发病率、病死率呈逐年上升趋势，但I期肺癌术后10年的生存期可达92%。因此，降低其病死率的关键在于早诊断和早治疗。

需要警惕的是，早期的肺癌根本不会有任何症状，因此体检时，肺癌筛查显得尤为重要。影像学检查可无创显示肺内病灶，是肺癌普查的重要方法，目前常用的方法有X线胸部拍片和CT扫描检查。但由于组织重叠、密度分辨率及组织分辨率低，X线胸部拍片对早期肺癌的漏诊率高。在以往筛查中，我们往往选择用胸片X光的方式筛查，但用这一方式筛查出阳性的多为肺癌晚期，不少人错过了最佳治疗时间。因此，胸片作为肺癌筛查手段的时代已经过去。

而常规螺旋CT检查虽然具有很高的敏感性，但其辐射剂量大，对人体存在不同程度的影响。20世纪90年代末，欧、美、日等国相继开展低剂量螺旋CT早期肺癌筛查的研究，结果显示：低剂量螺旋CT是检出早期肺癌较有效的影像学方法。低剂量螺旋CT的辐射剂量是常规CT射线的1/6，安全系数高，对人体的辐射伤害小。一旦筛查出肺部有小结节，并不意味着一定患有肺癌，仍然需要进行常规胸部CT检查，根据结节的大小、密度、形态、与周围组织的关系等来诊断，有时需要长期随访观察，必要时穿刺活检来最终明确诊断（定性）。因此，为了不漏诊早期肺癌，建议肺癌高危人群做薄层CT扫描检查，并多方位轴位及冠矢状位肺窗影像观察，可减少漏诊肺结节。

那么，哪些人需要做低剂量螺旋CT筛查肺癌呢？

国际肺癌筛查指南指出，低剂量螺旋CT应该运用于高危人群。2015年中华医学会放射学分会心胸学组发布的"低剂量螺旋CT肺癌筛查专家共识"建议中将高危人群定义为：

（1）年龄50～75岁；

（2）至少合并以下一项危险因素；

①吸烟≥20包/年，其中也包括曾经吸烟，但戒烟时间不足15年者；②被动吸烟者；③有职业暴露（石棉、铍、铀、氡等接触者）；④有恶性肿瘤病史或肺癌家族史；⑤有COPD或弥漫性肺纤维化病史。

所以，有条件的中老年朋友，每年可以做一次肺部体检，尤其是上述吸烟的高危人群；相应肿瘤病史、家族病史、肺病病史暴露的人群以及从事过煤炭水泥、石油化工等相关环境或职业致癌因素的人群。另外，有研究报告表明，厨房油烟可导致肺癌、肺炎及其他呼吸道疾病，这也是大部分中国女性不吸烟，却是肺癌高发人群的原因。

肺癌患者生活上要注意什么

（1）加强锻炼，增强机体抗病能力。

（2）避免接触致癌因素，降低发病率。积极宣传吸烟的害处，提倡戒烟。应加强防护，避免或减少接触苯并芘、石棉、煤焦油、电离辐射等有致癌作用的物质。

（3）定期体检，早期发现肺癌，对肺癌易感人群做好防癌普查工作。

（4）重视心态对预后的影响。患者别把自己当病人，给自己戴上了"绝症"的帽子。亲属朋友不要过度"关心"（诸如集体探望患者，全家紧张担忧地陪同患者就诊等），让患者做其力所能及的事情。癌症患者的亲属朋友过度关心患者，对患者来说往往是负面的刺激。试想想，一个人突然从顶梁柱、骨干变成了负担，不仅是身体上的不适，更多带来的是心理上的落差和恐惧。

（5）相信科学，但不要迷信科普。无论患者或是家属不要养成凡事上网查的习惯，一知半解，容易对号入座，网上信息良莠不齐，甚至难以找到其来源，判断对错。何况，如果简单的搜索都能成专家，那医生的寒窗苦读，培训进修就没任何意义了。目前无论是中医还是西医，都不可能有把握治好所有的肿瘤，这是事实。但对于肿瘤患者来说，"肿块的大小、酶学指标的变化"可能是"次要指标"，而"活得长、活得好"，即延长生命，提升生活质量就是最好的目标。因此，应当避免过度诊断及过度治疗。

（6）癌友的起居饮食上不要有太大的改变，尽量贴近平时的生活，不要搞特殊化，但需要适当注意一下饮食忌口。有些民间及中医认为的"发物"，如鸡肉、鹅肉、某些海鲜、竹笋等，宜适当注意，如果能不吃就尽量不吃。

 放疗、化疗期间共同的护理及措施有哪些

放疗和化疗是治疗恶性肿瘤的重要而有效的手段。不同于手术治疗，有个循序渐进的过程。一位恶性肿瘤患者治疗的成功与否同医护人员、患者及家属的密切配合是分不开的。因此，患者和家属了解一般治疗常识，掌握处理护理问题的措施显得尤为重要，放疗和化疗有其共同和特殊的护理问题。

消化道反应的处理

由于放射线和化学药物对消化道黏膜的刺激，可出现恶心、呕吐、厌食、吞咽困难、口干和咽喉疼痛。患者若有此类反应，则可采取如下措施。

① 消除紧张心理

治疗过程中出现的消化道反应是治疗肿瘤过程中相伴出现的，不必过分关注这些反应，疗程间歇期其反应会减轻或消失，紧张反会加重这些反应。

② 饮食调理

治疗当天早餐应比往常提早1小时，晚餐应比往常延缓1小时，午餐则减少进食量，以减少恶心感与呕吐次数。治疗期间注意营养的摄入，宜摄取高蛋白、高维生素、高碳水化合物、低脂肪、易消化食物，若食欲不佳可采用少食多餐的方法，注意食物的色、香、味。吞咽困难的患者可进半流质，如藕粉、芝麻糊、麦片糊等，不宜采用刺激性食物来刺激食欲。

③ 对症处理

消化道反应严重的应同医生联系，可在其指导下服用止吐剂或镇静剂，呕吐严重时应及时就医，通过静脉补充营养物质、水分和盐分。家属应协助清除呕吐物，清洁口腔、颜面、衣物，以免再度刺激，加重呕吐。

骨髓抑制症状的处理

骨髓是造血系统，骨髓抑制即为造血系统功能受阻，表现为红细胞、白细胞和血小板的下降，尤其表现为白细胞的下降。放疗、化疗对肿瘤细胞有杀伤和抑制作用，对白细胞亦有损伤。密切观察白细胞的变化，尽早对症处理是顺利进行放、化疗的必要前提。

① 密切观察白细胞变化

放疗、化疗期间，每周应检查血液变化，特别是白细胞计数，若患者的白细胞计数低于 4×10^9/L，血小板低于 50×10^9/L，且伴有头晕、乏力、面色苍白和易出现皮下青紫，医生会酌情考虑停止放疗、化疗。

② 对症处理

根据医嘱运用升白细胞药物，或采用针灸、艾灸提高白细胞计数。若白细胞明显降低可考虑输入白细胞、血小板。

③ 保护性隔离

如果停止放疗、化疗后白细胞仍下降达 1×10^9/L，此时患者应独居一室，室内家具从简，每天通风数次，湿拖把拖地，有条件可运用空气净化器，尽量减少探视次数。家属入内照料患者应更换干净衣、鞋，戴口罩接触患者，若家属患呼吸道感染则尽量避免接触患者，患者应保持体表、床褥、衣裤干净和整洁。不在公共场所逗留，因此时患者极易感染。饮食以熟食为宜，水果制成水果羹、水果汁饮用。

脱发的处理

放疗、化疗均会影响快速生长的发根细胞，头发在足够量的照射和化学药物作用下发生松动，可无痛拔落或自动脱落，此时患者极度苦恼，故需采取如下对应措施。

① 加强宣教

尽管所有的放疗、化疗均会发生脱发现象，但通常在停止治疗后2~3个月内头发会再生，不必过于焦虑。

② 保护头发

采用粗齿梳子梳理头发，洗发时不要多揉搓，不用腐蚀性洗发剂或染发剂，不烫发，不使用电吹风，不用带刺激性的护发品。

③ 自我装饰

在放疗、化疗期间，可建议患者戴帽子、包裹头巾或佩戴假发。

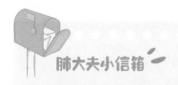

问：吸烟的人为什么易患肺癌？

答：各国大量调查资料都说明肺癌的病因与吸纸烟关系极为密切，肺癌发病率的增长与吸纸烟呈平行关系。纸烟中含有苯并芘等多种致癌物质。实验动物吸入纸烟烟雾或涂抹焦油可诱发呼吸道和皮肤癌肿。有吸烟习惯者肺癌发病率比不吸烟者高10倍，吸烟量大者发病率更高，比不吸烟者高20倍。

问：肺癌与肺炎有什么不同？

答：肺炎是一种很常见的疾病，而肺癌则是肺部的一种恶性肿瘤，在肺癌早期会出现感冒、支气管炎等症状，容易被误诊为肺炎。

肺炎是一种感染性疾病，一般起病较急，发热等感染症状较为明显，经抗生素药物治疗后症状可迅速消失，肺部病变也较快吸收。但若炎症吸收缓慢或反复出现，应做深入检查，警惕肺部占位病变，产生肺癌。

肺癌的预后总体上并不理想，关键原因是肺癌早期发现较为困难，容易与肺炎、支气管炎等炎症相混淆，因此应加强早期肺癌的诊断，早期发现，早期治疗，提高肺癌治愈率。

问：肺部小结节和肺癌有关系吗？

答：肺结节为小的局灶性、类圆形、影像学表现密度增高的阴影，常为单个、边界清楚、密度增高、直径≤3cm且周围被含气肺组织包绕的软组织影。肺部小结节并不等于早期肺癌，肺内很多疾病都会形成结节，良性的如炎症、结核、霉菌、亚段肺不张、出血等。因此肺内的小结节性病灶，可能的诊断可以说是多种多样，良性的包括炎性假瘤、错构瘤、结核球、真菌感染、硬化性肺细胞瘤等。恶性的则可能是原发性肺癌或肺内转移癌。当然部分良性病变，长时间之后也可能转化为恶性。决不可轻视体检时无意发现的肺内小结节。初次CT检查发现的肺部小结节，80%～90%都是良性病变，但要高度重视，因为仍有一定比例的早期肺癌，提醒大家定期检查也是必不可少的。

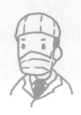

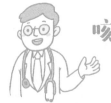

咳嗽、咯血、痰多，可能是支气管扩张

陈阿姨最近一段时间总咳嗽，每次遇到此问题，她就吃一点止咳片解决，但前几天她出现痰中带血的情况。医生给她做了胸部CT及电子支气管镜检查后，确诊为支气管扩张。

 什么是支气管扩张

支气管扩张是指近端中等大小支气管由于管壁的肌肉和弹性成分的破坏，导致其管腔形成异常的、不可逆性扩张、变形。本病多数为获得性，多见于儿童和青年时期麻疹、百日咳后的支气管肺炎，由于破坏支气管管壁，形成管腔扩张和变形。

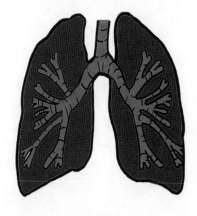

 支气管扩张有哪些临床症状

① 慢性咳嗽、大量脓痰

与体位改变有关，这是由于支气管扩张部位分泌物积储，改变体位时分泌物刺激支气管黏膜引起咳嗽和排痰。常在晨起或夜间卧床转动体位时咳嗽、咳痰量增多。感染急性发作时，黄绿色脓痰明显增多，每日可达数百毫升，如痰有臭味，提示合并有厌氧菌感染。感染时痰液收集于玻璃瓶中静置后出现分层的特征：上层为泡沫，下悬脓性成分，中层为浑浊黏液，下层为坏死组织沉淀物。引起感染的常见病原体为铜绿假单胞菌、金黄色葡萄球菌、流感嗜血杆菌、肺炎链球菌和卡他莫拉菌。

② 反复咯血

50%～70%的患者有程度不等的咯血，咯血量与病情严重程度、病变范围有时不一致。部分患者以反复咯血为唯一症状，平时无咳嗽、咳脓痰等症状，临床上称为"干性支气管扩张"，其支气管扩张多位于引流良好的部位。

③ 反复肺部感染

其特点是同一肺段反复发生肺炎并迁延不愈，常由上呼吸道感染向下蔓延所致，出现发热、咳嗽加剧、痰量增多、胸闷、胸痛等症状。

④ 慢性感染中毒症状

反复继发感染可有全身中毒症状，如发热、乏力、食欲减退、消瘦、贫血等，严重者可出现气促与发绀。重症支气管扩张患者由于支气管周围肺组织化脓性炎症和广泛的肺组织纤维化，可并发阻塞性肺气肿、肺心病，继而出现相应症状。

另外，由于支气管持续的炎症反应，部分患者可出现可逆性的气流阻塞和气道高反应性，表现为喘息、呼吸困难和发绀。

 什么病可能导致支气管扩张

① 肺及支气管感染

幼儿患百日咳、麻疹、支气管肺炎是支气管和肺组织感染所致支气管扩张最常见的原因。由于儿童支气管管腔细，管壁薄弱，易阻塞，反复感染破坏支气管壁各层组织，使弹性减退，或细支气管周围肺组织纤维化，牵拉管壁，致使支气管变形扩张；或严重的肺部感染如肺炎克雷伯菌、葡萄球菌、流感病毒、真菌、分枝杆菌等，纤毛清除功能降低，管壁的支撑作用削弱，吸气、咳嗽时管腔内压力增加，管腔扩张，而呼气时不能回缩，分泌物长期积存于管腔内，发展为支气管扩张；肺部纤维收缩或胸膜粘连时，支气管亦可被牵拉而扩张。因此，早期积极防治肺部感染是避免支气管扩张的重要举措。

② 支气管阻塞

由于炎症、肉芽组织、肿瘤、肿大的淋巴结、异物、分泌物等，可压迫或部分阻塞支气管，引起通气及引流不畅，使远端支气管的内压增加及继发感染，促使管壁破坏和扩张。完全阻塞除可引起继发感染外，又可造成肺不张，使胸腔内负压增加，支气管受病肺的牵引而起支气管扩张。感染与阻塞可互为影响，促使支气管扩张的发生和发展。

③ 先天因素

先天性支气管扩张较少见，是由于支气管管壁的先天性缺损所致，使肺的外周不能进一步发育，导致已发育支气管扩张，如支气管软骨发育不全（Williams-Camplen综合征）。

支气管扩张时肺会不会被破坏

支气管扩张依其形状改变可分为柱状和囊状两种，亦常混合存在。支气管扩张常常是位于段或亚段支气管管壁的破坏和炎性改变，受累管壁的结构，包括软骨、肌肉和弹性组织破坏被纤维组织替代。扩张的支气管内可积聚稠厚脓性分泌物，其外周气管也往往被分泌物阻塞或被纤维组织闭塞所替代。黏膜表面常有慢性溃疡，柱状纤毛上皮鳞状化生或萎缩，杯状细胞和黏液腺增生，支气管周围结缔组织常受损或丢失，并有微小脓肿。炎症可致支气管壁血管增多，或支气管动脉和肺动脉的终末支扩张与吻合，形成血管瘤，可出现反复大量咯血。支气管扩张易发生反复感染，炎症可蔓延到邻近肺实质，引起不同程度的肺炎、小脓肿或肺小叶不张，以及伴有慢性支气管炎的病理改变。

支气管扩张时肺功能会不会受损伤

早期病变轻而且局限时，肺功能测定可在正常范围。病变范围较大时，表现为阻塞性通气障碍。当病变严重而广泛，且累及胸膜时，则表现为以阻塞性为主的混合性通气功能障碍。肺内动脉、静脉样分流，以及弥散功能障碍导致低氧血症。

 支气管扩张怎样确诊

根据反复咯脓痰和（或）咯血等临床表现，结合幼年有诱发支气管扩张的呼吸道感染病史，一般临床可作出初步诊断。高分辨CT显示支气管扩张的异常影像学改变，即可确诊为支气管扩张。

以下胸部影像也可用于检查支气管扩张。

① 胸部平片

平片对支气管扩张的敏感性较差。早期轻症患者常无特殊发现，以后可显示一侧或双侧下肺纹理局部增多及增粗，而典型的X线表现为粗乱肺纹理中有多个不规则的蜂窝状透亮阴影或沿支气管的卷发状阴影，感染时阴影内出现液平面。

② CT扫描

普通CT扫描诊断支气管扩张的敏感性和特异性分别是66%和92%，而高分辨CT（HRCT）诊断的敏感性和特异性均可达到90%以上，现已成为支气管扩张的主要诊断方法。特征性表现为管壁增厚的柱状扩张或成串成簇的囊样改变。

③ 支气管碘油造影

支气管碘油造影是确诊支气管扩张的主要依据。可确定支气管扩张的部位、性质、范围和病变的程度，为外科决定手术指征和切除范围提供依据。但由于这一技术为创伤性检查，现已被CT取代。

支气管扩张患者痰细菌培养老是阳性怎么办

支气管扩张患者不发热，咳嗽未加剧，只有黏痰，患者无明显不适的，即使痰培养是阳性也不必用抗生素。如痰呈脓性（常在上呼吸道感染后），用广谱抗生素，标准剂量，最少1～2周，至痰转为黏液性。有黄绿色脓痰的，说明炎症进展，肺继续破坏，应积极用药，但要使痰转为黏液性不容易。如病情一向"稳定"，一旦恶化，也需积极治疗。对经常有黏液脓痰的，用抗生素是否有效是个问题。抗生素的选择靠医生经验及患者治疗后的反应，痰培养及药物敏感试验不完全可靠。

支气管扩张需要怎样治疗

支气管扩张的治疗主要是防治呼吸道的反复感染，其关键在于呼吸道保持引流通畅和有效的抗菌药物的治疗。

① 控制感染，缓解症状

若痰呈脓性，要选择敏感的抗生素，最少1～2周，至痰转为黏液性。若患者不发热，咳嗽未加重，痰为黏液，就不必用抗生素。清热解毒中药如金银花、蒲公英、连翘、败酱草、野菊花、鱼腥草等均有抑制病菌的作用。

② 体位引流

治疗支气管扩张的重点之一就是排出支气管的分泌物。可根据患者的患病部位采取不同姿势以利于排痰，例如病变在后方可采取俯卧位，病变在前方可采取仰卧位，病变在下方可采取头低胸高位，病变在上方可采取竖直位，病变在右上方应将垫子放在左侧胸部，病变在左上方应将垫子放在右侧胸部下。每天进行体位引流2次，每次20分钟，同时给予拍背以帮助排痰。

③ 超声雾化

应用鱼腥草、痰热清等超声雾化吸入有祛痰消炎作用。此外，竹沥、吐根糖浆、猴枣散也有祛痰作用。

④ 手术治疗

患者如果反复发作急性下呼吸道感染或大咯血，病变范围局限于一侧肺，不超过2个肺叶，经药物治疗不易控制，全身情况良好，可根据病变范围做肺段或肺叶切除术。如病变较轻，且症状不明显，或病变较广泛累及双侧肺，或伴有严重呼吸功能损害者，则不宜手术治疗。

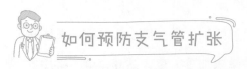

如何预防支气管扩张

（1）从小就要防治麻疹、百日咳、支气管肺炎及肺结核等急慢性呼吸道感染，这对预防支气管扩张具有重要意义。支气管扩张患者应积极预防呼吸道感染，坚持体位排痰，增强机体免疫功能以提高机体的抗病能力。

（2）预防及治疗呼吸道阻塞。如预防支气管异物，积极治疗肿大的淋巴结、肿瘤等。

（3）积极锻炼身体，根据天气情况及时添加衣物，增强体质，以提高抗病能力，减少呼吸道疾病的发生。

（4）注意生活调摄。戒烟、避免吸入尘埃，适当增加营养，避免过度劳累。

（5）中医药调养。缓解期可服些扶正固本的中药或中成药，如玉屏风散、补肺汤、六君子丸、百合固金丸等以扶助正气，提高抗病能力。

 支气管扩张咯血如何处理

有咯血时应嘱患者安静休息，消除紧张情绪。如咯血量少可以对症治疗或口服当安血络、云南白药，若出血量中等，可静脉给予垂体后叶素，若出血量大，经内科治疗无效，可考虑介入栓塞治疗和手术治疗。

 支气管扩张有哪些有效经验方

（1）新鲜仙鹤草250g，捣汁，加入藕汁1盅，炖好后凉服。

（2）黄芩15g，瓜蒌壳15g，鱼腥草30g，水煎服，可用于咳嗽咯黄痰者。

（3）南沙参12g，北沙参12g，麦冬10g，太子参12g，黄芪15g，金荞麦根20g，羊乳15g，百合12g，鱼腥草20g，桔梗5g，炒紫苏子10g，降香3g，茜根炭10g，血余炭10g，法半夏10g，炙桑白皮12g，炒黄芩10g，黛蛤散（包）15g。（国医大师周仲瑛方）水煎服，每日1剂，早晚各1次，具有温肺固络，清化痰热，益气养阴之功效，可用于支气管扩张症属肺虚络损，痰瘀阻肺者。

 支气管扩张的饮食宜忌与食疗方

患者应忌食辛温助阳的食品如狗肉、羊肉、龙眼肉、荔枝、胡椒、香菜、辣椒等。宜食用养阴降火的食品，如百合、萝卜、胡萝卜、荸荠、绿色蔬菜、梨子、柚子、猕猴桃、杨桃、西瓜等。

（1）取梨1个，川贝母5g，冰糖12g，梨去心，放入川贝母及冰糖，隔水蒸食用，有清热化痰的作用。

（2）取白萝卜100g，蜂蜜15g，黑豆100g。将白萝卜切碎与黑豆加水同煮，熟后加入蜂蜜食用，有健脾胃化痰的作用。

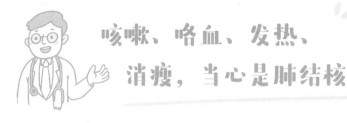

咳嗽、咯血、发热、消瘦，当心是肺结核

程序员小林与病魔"肺结核"的斗争，始于一个月黑风高的深夜。

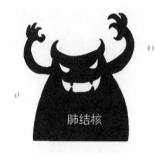

小林最近一个月忙于工作，经常加班加点，还经常出现咳嗽、夜间出汗、体重减轻等症状。这天晚上凌晨时分，小林突然感到咽部有点痒，轻轻一咳，咯出一口鲜血，可把小林吓坏了，赶忙到就近医院的急诊科看医生，接诊小林的是肺大夫。

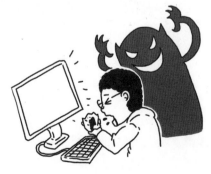

肺大夫："你好！我是今晚急诊的肺大夫，请问你现在哪里不舒服？"

小林："肺大夫你好！我最近经常熬夜加班，一个月前开始咳嗽，没怎么在意，一直咳，痰很少，感觉人越来越疲惫，晚上经常出虚汗，体重也下降了，就在刚才，咯了一口鲜血，刚才护士给我测了体温，有点低热，体温37.8℃，我这究竟是怎么了？"

肺大夫："小伙子，你这个情况，症状比较典型，要做抽血化验，做一些检查，看看是否为肺结核。"

小林："肺大夫啊，如果得了肺结核，会有什么主要症状？"

肺大夫："我这就给你一一道来……"

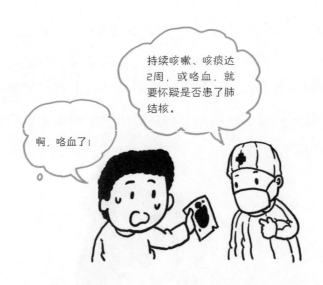

肺结核典型的临床表现

　　肺结核典型的临床表现有低热、咳嗽、咳痰、咯血、胸痛、呼吸困难、精神不好、疲劳无力、胃口不好、消瘦、失眠等，但是有时候，肺结核并没有非常特异性的表现，有些患者甚至没有任何症状，在体检的时候，才突然发现。

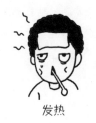

发热

持续咳嗽

咯血

 ## 肺结核的并发症

　　肺结核患者咯血可引起窒息、失血性休克、肺不张、结核性支气管播散和吸入性肺炎等严重合并症。所以，当怀疑为肺结核时，应尽快做检查，早诊断、早治疗，才不会耽误病情。

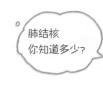

肺结核你知道多少?

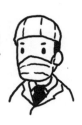

肺结核的并发症

肺结核咯血原因多为渗出和空洞病变存在或支气管结核及局部结核病变引起支管变形、扭曲和扩张。肺结核患者咯血可引起窒息，失血性休克肺不张，结核性支气管播散和吸入性肺炎等严重合并症。

肺结核为气胸常见病因。多种肺结核病变均可引起气胸：胸膜下病灶或空洞破入胸腔；结核病灶纤维化或瘢痕化导致肺气肿或肺大疱破裂；粟粒型肺结核的病变位于肺间质，也可引起间质性肺气肿性肺大疱破裂。病灶或空洞破入胸腔，胸腔常见渗出液体多,可形成液气胸，脓气胸。

肺结核病灶破坏支气管壁及支管周围组织、支气管结核本身也可导数气管变形和扩张，称为结核性支气管扩张，可伴有咯血。

肺结核空洞（尤其纤维空洞）、胸膜肥厚、结核纤维病变引起的支气管扩张，肺不张及气管结核所致气道阻塞，是造成肺结核继发其他细菌感染的病理基础。细菌感染常以G-杆菌为主，且复合感染多。

肺功能衰竭是肺结核严重的并发症，肺结核治疗无效，形成慢性病变破坏肺组织，形成肺气肿，肺大疱，进而影响肺功能，导致慢性呼吸功能衰竭，气胸和并发感染则可引起急性呼吸功能衰竭。长期缺氧，肺内纤维组织牵拉血管壁，造成肺动脉高压，可继发肺心病，右心功能衰竭。以上情况均应进行相应的积极处理。

肺结核的传播途径

　　肺结核主要通过呼吸道传播。患者咳嗽、打喷嚏或大声说话时，他们的唾液飞沫中含有大量的结核分枝杆菌（俗称结核菌），这些结核分枝杆悬浮在空气中加上通风不畅，周围的人吸入后就很有可能受到感染。另外，结核分枝杆菌在干燥环境中可存活6~8个月，在阴暗潮湿环境中可存活5个月左右，传播途径往往是患者咳出痰液吐在地上，干燥后随尘土飞扬，健康人吸入后被感染。

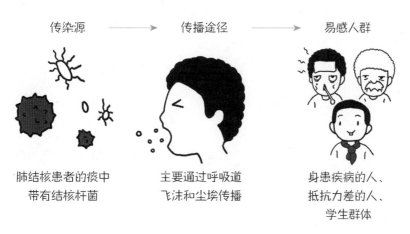

传染源　　　　　→　　　传播途径　　　　　→　　　易感人群

肺结核患者的痰中　　　主要通过呼吸道　　　身患疾病的人、
带有结核杆菌　　　　　飞沫和尘埃传播　　　抵抗力差的人、
　　　　　　　　　　　　　　　　　　　　　学生群体

 需要做哪些检查

　① 结核分枝杆菌检查

　　这是目前确诊肺结核的一种特异性方法，在患者的痰液当中能找到结核分枝杆菌是确诊肺结核的一个最主要的依据。这种方法非常的简单而且操作也非常容易，准确性也高，如果测出的结果是呈阳性的，那么肺结核的诊断基本就可以成立。如果是第一次检查，那么请留好早上、晚上和即时的痰液，这样的检查才会更加的准确。痰液会被拿去做结核分枝杆菌培养，这种结果可信度非常的高，而且可以做药敏实验，它的周期非常的长，需要6~8周的时间。

（2）胸片

胸片可以发现是否有肺结核的病灶，通过发现肺部里面病变的部位、范围等，对于了解病情的发展和治疗是非常有帮助的。

（3）胸部CT

高分辨率的螺旋CT平扫可以发现小病灶，提高精准度。

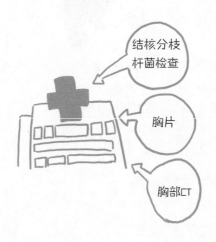

下图为某患者诊断为肺结核（继发性）的检查案例。

血常规、肝肾功能、凝血四项、感染八项、甲功五项、自免五项、抗ENA抗体谱、风湿五项、血管炎三项等均为阴性。

胸片：左侧中部肺野可见散在条片状密度增高影，边缘欠清，密度欠均匀，余肺野未见明显异常密度影。结合临床，考虑左侧中部肺野结核，建议进一步CT检查。

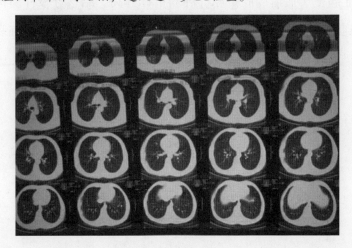

胸部CT平扫+增强：左肺上叶及下叶背段散在多发小斑片及小结节样密度增高影，伴树芽征，边界清晰，周围见毛玻璃影；余肺野未见明显密度增高影。纵隔内未见肿大淋巴结，双侧肺门不大，未见明显异常强化灶。心脏大小正常。双侧胸腔未见积液影。考虑左肺感染病变，考虑继发性肺结核。

进一步专科检查：

IGRAs/细胞培养结核特异性抗原检测：阳性；

TB-DNA/结核分枝杆菌复合群核酸定性检测：弱阳性；

结核抗体IgG：阳性；

结核分枝杆菌核酸检测：阳性；

结核分枝杆菌涂片（痰）：阳性。

肺结核与肺癌的区别

　　肺结核和肺癌患者都可能有发热、咳嗽、咳血痰、消瘦等一样的症状。但是肺癌多见于40岁以上经常抽烟的男性、家族可能有癌症病史、血清癌胚抗原等肿瘤指标升高、结核分枝杆菌检查找不到结核分枝杆菌。通过脱落细胞检查及通过纤支镜检查及活检等，可以及时鉴别肺结核与肺癌。

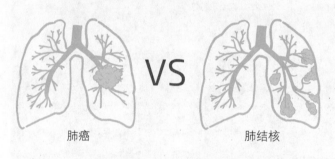

肺癌　　　　　　　　　　　　肺结核

 肺结核与肺炎的区别

表3　肺结核与肺炎的区别

	肺结核	肺炎
症状	咳血痰，咳嗽超过3周	很少咯血
	有午后低热，晚上熟睡后出汗，醒来后汗止的盗汗症状	高热
血常规	血象大致正常或只有轻度增高	白细胞总数和中性粒细胞都明显增高
治疗	治疗的时间比较长，一般至少要吃半年的药物，用一线抗结核类西药治疗肺结核，比如利福平，吡嗪酰胺等	一般的抗生素治疗，恢复比较快

肺结核的治疗以化学治疗为主，其原则为早期、规律、全程、适量、联合。医生常给患者服用的药物有如下4种：

(1) 异烟肼

异烟肼是最强的抗结核药物之一，是治疗结核病的基本药物，此药能杀死细胞内外生长代谢旺盛和几乎静止的结核菌，是一个全效杀菌剂。

(2) 利福平

利福平与异烟肼一样，利福平属于全效杀菌剂，能杀死细胞内外生长代谢旺盛和几乎静止的结核菌。

(3) 吡嗪酰胺

吡嗪酰胺具有抑菌或杀菌作用，取决于药物浓度和细菌敏感度。吡嗪酰胺仅在pH≤5.6有抗菌活性，为半效杀菌剂。

(4) 乙胺丁醇

乙胺丁醇可以抑制细菌的繁殖。本品只对生长繁殖期的结核菌有效。

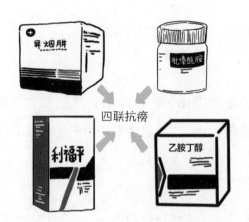

四联抗痨

肺结核是感染了结核分枝杆菌，现在有抗结核药可以完全杀死结核分枝杆菌，所以早期诊断，接受规范的治疗，肺结核是可以治好的。初治肺结核规范治疗时间一般为6个月，复治肺结核一般为8个月。只要按医生的要求服药，坚持治疗6～8个月，大部分患者可以治愈。

肺结核的治疗要严格遵从医嘱，私自停药或间断服药后果很严重。目前我国结核病实施直接面视下的短程督导化疗，也就是

由医生或家人看着患者服药，确保不漏服药、不间断服药。如果患者不听医生的话，私自停药或间断服药会导致治疗失败、疾病复发，甚至可能产生耐药性。一旦成为耐药性肺结核，治疗时间需要18~24个月，甚至更长时间，治疗费用比一般肺结核高10倍以上，而且治愈率较低，甚至可导致死亡。如果传染给其他人，被感染者一旦发病也是耐药性肺结核！所以，一定要遵从医嘱，不能根据症状的有无来决定用药与否。

 肺结核患者饮食有什么要注意的

肺结核患者的饮食要有充足的热能、优质蛋白质食物，多吃富含钙、维生素的食物，适量的无机盐和水，具体内容可以看知识小卡片。

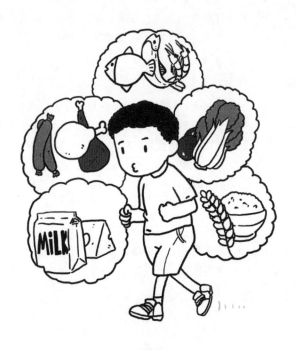

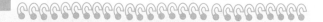

知识小卡片

肺结核患者饮食注意

1 充足的热量

结核病是慢性消耗性疾病。因长期发热、盗汗，消耗大量热量。故热量供给应超过正常人。若患者毒血症不明显，消化功能处于良好状态时。每天供给热量为168~210kJ（40~50kcal）/kg。若患者因严重毒血症影响消化功能,应根据患者的实际情况，循序渐进地提供既富有营养又易于消化的饮食。

2 优质的蛋白

病灶修复需要大量的蛋白质，提供足量的优质蛋白，有助于体内免疫球蛋白的形成和纠正贫血症状。宜食肉类、奶类、蛋类、禽类及豆制品等，应注意尽量多选择含酪蛋白高的食物，因酪蛋白有促进结核病灶钙化的作用。牛奶和奶制品被认为是结核病患者的优质食物，因其含有丰富的酪蛋白和钙，有利于结核病灶的钙化。

3 丰富的钙质

含钙丰富的食物结核病痊愈过程出现的钙化，需要大量钙质。因此结核病患者应食用高钙饮食，如各种脆骨、贝类、豆制品等。钙在代谢过程中常与磷有关，因此在补钙的同时，应注意增加含磷丰富的食物。

4 丰富的维生素

维生素C可以帮助机体恢复健康；维生素B，能减少抗结核药物的不良反应；维生素A可增强上皮细胞的抵抗力；维生素D可帮助钙吸收。应多选用新鲜的蔬菜、水果、鱼、虾、动物内脏及鸡蛋等富含维生素的食物。

5 无机盐和水

肺结核患者可能出现贫血，因此要注意补充含铁丰富的食物，如肉类、蛋黄、动物肝脏、绿叶蔬菜、食用菌等。长期发热、盗汗的患者，应及时补充水分和钾。

家有肺结核患者，该怎么做

　　家属要监督患者的治疗、照顾患者的起居、督促患者积极锻炼身体、保持生活卫生等。患者跟家属密切配合，才更有利于疾病的康复和预防疾病的传播。详情请看下面知识小卡片。

知识小卡片

家属监督患者规范治疗。绝大多数肺结核患者接受规范的抗结核治疗是可以治愈的，所以需要家属监督患者严格遵守医嘱，不能让他们自行改变吃药的药量、次数、时间，也不能停药。家属要监督患者定期到医院复查，观察治疗效果，监测药物反应。

家属需安排好患者的起居生活，结核病是一种慢性消耗病，患者需要补充均衡的营养，摄入足够的热量。

家属安排起居 2

家属监督吃药 1

肺结核患者家属的配合

3 家属提醒锻炼

家属应提醒患者加强锻炼身体，提高自身免疫力，家属也应接种卡介苗。

4 家属保持卫生

保持家庭卫生，定期消毒并且保持通风。

怎么样才能预防肺结核

① 接种卡介苗

卡介苗是一种可以预防肺结核感染的有效疫苗，在宝宝小的时候就应该注射。如果没有及时注射，成年后有需要也是可以及时接种的。

② 注意个人卫生

结核分枝杆菌传播的途径主要是通过呼吸道传染，因此平时最好不要接触肺结核患者的痰液，肺结核患者的常用生活用品最好要消毒，在房间里可以用紫外线灯消毒，家里应该保持空气流通，勤洗澡、洗头和换衣服。

③ 加强锻炼身体，增强体质

免疫力弱的人群更容易患结核病，多锻炼身体，生活规律，不熬夜、不抽烟喝酒，饮食清淡均衡，这样便能较好地预防肺结核。

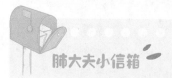 肺大夫小信箱

问：什么人群容易得肺结核？

答：一般来说，没接种卡介苗的人、长期服用激素和免

疫抑制的人、家中有患肺结核的人、患有慢性肺病的人、老年人以及糖尿病患者易得肺结核。

问：肺结核患者会不会传染给其他人？什么时候才可以正常工作、上学？

答：肺结核患者应该先复查，结核分枝杆菌痰检阴性、病情好转，患者的身体状况良好，才能够继续自己的工作和学习。如果病情比较轻，治疗3周以后不排菌，休息得当，规范服药，可以工作、上学，但是具体的许可情况还要视单位、学校的决定。

问：怎么判断别人是否患了肺结核？

答：肺结核的典型症状是咳嗽、咳痰、咯血、发热等，如果发现他人咳嗽、咳痰3周以上，就应引起重视，高度警惕是否得了肺结核，要及时到医院进行诊治，及早发现和治疗，避免肺结核进一步传播给家人和朋友。肺结核患者接受规范治疗3周之后，一般就不具有传染性了。

问：假如女性患了肺结核，她还能怀孕吗？

答：如果患肺结核病的妇女未治愈即已怀孕，或怀孕不久而患上肺结核病，建议进行人工流产，停止妊娠。这是因为肺结核患者怀孕后，由于怀孕需要更多的营养，结核病本来就会消耗患者的营养，无论对患者的预后还是胎儿的生长发育都是不利的。此外，肺结核患者需要使用链霉素治疗肺结核，此药物可造成胎儿先天性耳聋。还有，为检查肺结核的病情变化需定期拍胸片，而X线可能使胎儿发生畸形。

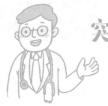

突发胸痛、呼吸困难，可能是气胸

小易今年读高一，长得高高瘦瘦的，平时喜欢打篮球。一天，上完体育课之后，小易突然觉得胸口闷闷的，呼吸不是很顺畅，右胸部还有些疼痛，到了晚上症状越来越严重，开始有些呼吸困难。老师让家长赶紧接小易去医院检查，一查胸片，提示右侧自发性气胸，右肺组织压缩60%，医生赶忙给小易吸氧、做胸腔闭式引流，经过一段时间治疗后小易康复，顺利返校。半个月后，小易休息时再次出现右胸痛到医院就诊，胸片提示右肺组织压缩约80%，医生给他查CT，发现右肺尖存在肺大疱，于是给他做了个胸腔镜下的右肺大疱切除术。术后小易痊愈出院，一家人悬着的一颗心总算放了下来。

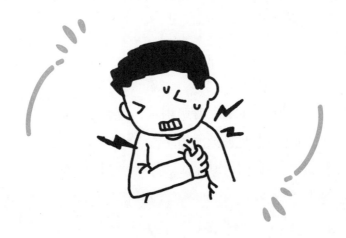

小易妈妈就纳闷了，平时这孩子身体挺好的，也喜欢运动，怎么会突然就气胸了呢？其实气胸这个病在临床上还是挺常见的，下面就给大家介绍一下。

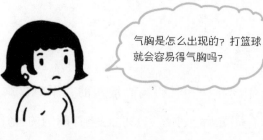

气胸是怎么出现的？打篮球就会容易得气胸吗？

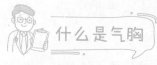

什么是气胸

通俗来讲，气胸就是肺或胸膜破了（肺与胸膜之间有胸膜腔，胸膜腔内正常时是负压状态，可以保证肺的膨胀），肺和气管的空气跑进了胸膜腔，肺被压缩得越来越小，胸膜腔越来越鼓。专业来讲，气胸就是指气体进入胸膜腔，造成积气，常因肺组织和胸膜破裂，导致肺和支气管内空气逸入胸膜腔，属于肺部急性病，严重时会危及生命，及时处理能治愈。

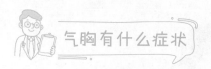

气胸有什么症状

气胸最主要的症状就是呼吸困难、刺激性咳嗽、胸痛，严重时甚至会出现心悸、四肢冰凉等紧急情况。

当出现以下症状时，要怀疑是否得了气胸。

①呼吸困难：气胸发作时，患者会感到有一些呼吸困难，其严重程度与发作时间的长短、肺被压缩的严重程度，以及患者原有的肺功能状态都有很大的关系。呼吸功能正常的年轻人，即使肺被压缩80%以上，也可能只有在活动时稍感胸闷，而患有慢阻肺气肿的老年人，肺部即使被是轻度的压缩，也会有十分明显的呼吸困难。一般来说，紧急发作的气胸呼吸困难的表现是很明显的，而慢性发作的气胸，不舒服的表现可能会轻一些。

②刺激性咳嗽：一些自发性气胸患者发作时，会伴有刺激性咳嗽的明显表现。

③胸痛：主要表现为非常明显的尖锐性刺痛以及刀割痛，与肺被压缩的轻重程度没有明显的关系，而是与胸膜腔内压力增高、壁层胸膜受牵张有关。另外，疼痛还可能向肩、背等其他地方进行传递。若是两侧肺都存在气胸的话，还会出现持续的胸骨后疼痛。疼痛是在气胸患者中最常见的，这也可能是轻度气胸唯一的表现。

④失血表现：气胸如果合并出血而发生血气胸时，患者会感到有一些心悸、血压低以及四肢发凉等情况。

 气胸有什么类型

上述小易的病例属于自发性气胸。气胸常分自发性和继发性两种。自发性气胸为突发性的，诱因常有剧烈运动、咳嗽、提重物等，常好发于体型瘦高的男子；继发性气胸是在慢阻肺、尘肺、慢性肺结核等肺病的基础上，直接损伤胸膜形成的。

除了上述提及的气胸类型，还有些特殊类型的气胸及由其他疾病并发的气胸要注意识别。

① 月经性气胸

女性由月经引起的气胸，其特征是患者气胸的发作常见于月经期间，然而患者月经期来临并非意味着气胸的发作。科学家研究发现其发生与胸腔子宫内膜症及膈肌小孔有着密切的关系。

② 妊娠合并气胸

以生育期年轻女性居多，本病患者因每次妊娠而发生气胸。根据气胸出现的时间，可分为早期（妊娠3~5个月）和后期（妊娠8个月以上）两种。

③ 老年人自发性气胸

60岁以上的人发生自发性气胸称为老年人自发性气胸。近年来，本病发病率有增高趋势，男性较多。大多数继发于慢性肺部疾患（占90%以上），其中以慢性阻塞性肺病占首位。

④ 继发于肺癌的气胸

随着肺癌患者的生存期逐渐延长，继发于肺癌的气胸亦日渐增多，其发生率占肺癌患者4%。主要是由于肿瘤阻塞细支气管导致局限性气肿、肺化脓症向胸腔破溃、肿瘤本身侵犯或破坏脏层胸膜。

⑤ 肺结节病

气胸发生率为2%~4%。由于后期纤维化导致胸膜下肺大疱形成或因肉芽肿病变直接侵犯胸膜所致。

⑥ 组织细胞增多症引起的气胸

据报道，其自发性气胸的发生率可达20%~43%，这与该病晚期发生明显的肺纤维化，最后导致"蜂窝肺"和形成肺大疱有关。

⑦ 肺淋巴管平滑肌瘤病（LAM）并发自发性气胸

据文献报道约有40%的LAM患者并发自发性气胸。本病发生与体内雌激素变化有密切关系。由于支气管旁平滑肌增生可部分或完全阻塞气道，引起肺大疱、肺囊肿，最终导致破裂发生气胸。

⑧ 艾滋病引起自发性气胸

艾滋病引起自发性气胸的发生率为2%~5%。其发生机制可能为该病易侵犯胸膜肺组织，且易并发卡氏肺囊虫肺炎，后者对肺和胸膜具有破坏作用，导致气胸；位于肺巨噬细胞上的人类免疫缺陷病毒（HIV）的直接细胞毒效应引起弹性蛋白酶释放，导致肺气肿，形成肺大疱。

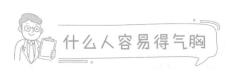
什么人容易得气胸

自发性气胸的发生大部分原因和患者体型瘦高有关，也就是年轻人青春期时身高增加明显，肺尖部被拉薄容易形成肺大疱，就像皮肤烫伤了起的水症容易被蹭破一样，肺大疱也比正常的肺组织容易破裂。只不过，水疱破了漏水，肺大疱破了漏气，漏到了胸腔里。一般当肺突然被充气时，也就是突然深呼吸时可能会出现肺大疱破裂。比如咳嗽、大笑、跑步、游泳等，都是气胸诱发的原因。当然有不少患者是"躺枪"的。他们可能并没有明显的诱因，或许体型也不瘦高，但也发生了自发性气胸。

像小易这样瘦高型的男青年，因为生长发育快，肺泡上弹力纤维发育不良，肺泡相对弹性较差，就会很容易出现破裂而产生气胸。

男性气胸发病率是女性的6倍，另外像有慢性肺病的患者、有气胸家族病史、外伤、吸烟、抵抗力低下等都有可能会导致气胸。

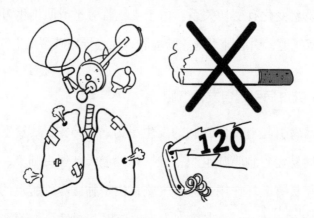

如果出现疑似气胸的症状，去医院应该做哪些检查

要诊断气胸并不难，只要去医院做以下检查，一般就可以确诊。

胸片：能辅助诊断，显示肺压缩的情况，有无粘连，胸腔积液。气胸在胸片上有明确的气胸线，是被压缩肺组织与胸膜腔内气体的交界线，交界线呈外凸形，气胸线外为无肺纹理的透光区，线内为压缩的肺组织。大量气胸时可见纵隔、心脏向健侧移位。合并胸腔积液时可见气液面。

CT检查：气胸的基本CT表现为胸膜腔内出现极低密度的气体影，伴有肺组织不同程度的压缩萎陷改变。CT对于少量气胸、局限性气胸以及肺大疱与气胸的鉴别比X线胸片敏感和准确。如果需要精确估计气胸的容量，CT扫描最佳。

胸膜腔内压测定：可以用于气胸的分型和治疗。通过测定胸膜腔内压来明确气胸类型（闭合性、开放性、张力性）的诊断。

胸腔镜检查：可明确胸膜破裂口的位置及其他基础病变，同时可以进行治疗。

血气分析和肺功能检查：多数气胸患者的动脉血气分析不正常，有超过75％的患者氧分压低于80mmHg，16%的继发性气胸患者氧分压<55mmHg、二氧化碳分压>50mmHg。肺功能检查对检测气胸发生或者容量的大小帮助不大，故不推荐采用。

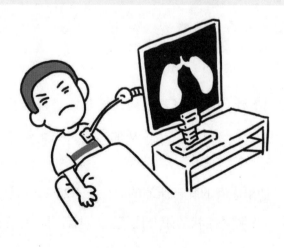

如何区别气胸和肺大疱

关于如何区别气胸和肺大疱，请看下表。

表4 气胸和肺大疱的区别

病名	气胸	肺大疱
病程	起病慢，病程较长	起病急，病程短
胸片表现	条带状影，位于肺视野外胸腔内的黑色阴影区，气胸的凸面常朝向侧胸壁	圆形或椭圆形的透光区，位于肺的视野里，肺大疱线凹面向侧胸壁
疾病变化	形态慢慢变化至消失	大小很少发生变化

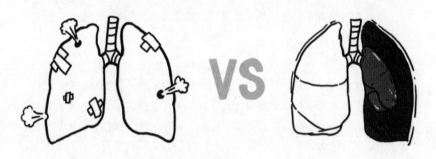

 治疗气胸需要吃药吗

气胸的治疗一般不需要吃药，而是通过排出胸腔气体、闭合胸膜裂口，而恢复肺的正常功能。医生会根据病情采取下列治疗。

（1）如果患者的肺被压缩的面积小于20%，而且是单纯性、首次发病、无明显症状的闭合性气胸，患者可以保守治疗，具体来说就是卧床休息、高浓度吸氧、尽量少讲话，如果患者有剧烈咳嗽和胸痛的话，可以辅助止痛、止咳。

（2）如果患者的肺面积被压缩大于20%，并且有比较严重的呼吸困难，医生会给患者做胸膜腔穿刺，把胸膜腔里的空气抽出来，这样被压缩的肺就会恢复。

（3）外科手术治疗：以上方法治疗气胸失败后可能就需要通过外科手术将裂口封闭。

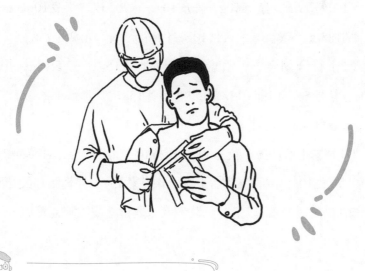

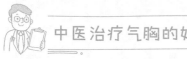
中医治疗气胸的好办法

西医治疗气胸的效果很明显，但自发性气胸的复发率较高。《黄帝内经》中提道："病发而不足，标而本之，先治其标，后治其本。"对气胸患者，在应用西医急诊处理的基础上，加上中医的辨证施治调理，扶正祛邪，以及加强呼吸肌锻炼，有利于尽速缓解症状和降低复发率。王兴东等人将自发性气胸归于中医"肺胀"范畴。临床治疗可按肺胀病的证候特点，辨证论治，遣方用药（对于一侧肺压缩大于20%的病例，必要时配合西医排气疗法）。

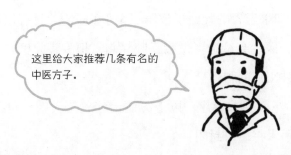

这里给大家推荐几条有名的中医方子。

（1）紫苏汤：紫苏10g，陈皮10g，大枣5枚，半夏10g，茯苓15g，桔梗5g，紫菀10g，杏仁10g，代赭石30g（先煎）。

（2）百合固金汤：百合15g，生地黄15g，玄参15g，川贝母10g，桔梗5g，白前10g，南北沙参各15g，全瓜蒌20g，海浮石20g，鱼腥草30g，炙甘草5g。

（3）苓桂术甘汤：茯苓30g，桂枝10g，白术15g，甘草5g，赤芍10g，杏仁10g，沉香3g（后下），肉苁蓉15g，补骨脂15g，泽泻12g，五味子5g加减，以玉屏风散、六味地黄丸或皱肺丸善后。

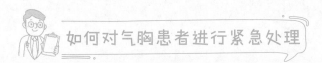

如何对气胸患者进行紧急处理

注意！当您身边出现紧急气胸的患者，不要过多移动患者，让他处于半卧位，呼叫120，送入医院，医生会给他充分吸氧以补充血氧量。对于呼吸明显困难、肺被压缩比较厉害的气胸患者，医生会给患者用大针管连接针头后，进行胸腔穿刺把胸膜腔的气体抽出，可暂时缓解患者呼吸困难。

同时，在遭遇车祸、踩踏事故等挤压伤，怀疑发生开放性气胸时我们应该通过如下方式进行紧急自救：①首先坐下并向受伤的一面胸腔倾斜，保持镇定和稳定；②用手捂住伤口，以制止出血；③请求他人呼叫120，等待救援。

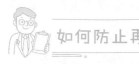

如何防止再次发生气胸

在临床上，自发性气胸的复发率非常高，部分患者可能在首次发病后一个月内复发。因此，建议患者在平时生活中要注意：

（1）半卧位休息，预防感冒，戒烟，避免咳嗽，避免用力屏气以免影响了胸膜裂口的恢复。

（2）锻炼不能选择剧烈的运动，应该选择慢跑、太极拳等，未经手术治疗的患者不要潜水。

（3）高流量、高浓度吸氧有利于胸膜腔内气体的吸收。

气胸患者饮食宜忌

对于类似小易这样的气胸患者来说，我们提倡：

（1）高蛋白饮食，不挑食，不偏食。适当进食粗纤维食物，如山药、扁豆、薏苡仁、金针菜、香菇、蘑菇、葵花籽、猕猴桃、无花果、苹果、沙丁鱼、蜂蜜、鸽蛋、牛奶、猪肝、沙虫、猴头菌、鲍鱼、针鱼、海参等。

（2）宜多吃高营养食物，如乌骨鸡、鸽子、鹌鹑、牛肉、猪肉、兔肉、蛋、鸭肉、豆豉、豆腐、鲢鱼、鲩鱼、刀鱼、塘虱鱼、青鱼、乌贼、鲫鱼、鲳鱼、泥鳅、虾、淡菜、猪肝、鲟鱼。

同时患者也要注意，下面这些东西应当少吃或不吃：

（1）辛辣刺激性食物：易伤肺气，耗心阴，使心肺气阴两亏，从而加重喘咳等症状。

（2）油腻食物：急性期进食油腻食物，易致痰浊内生，内外邪气搏结，胶固黏滞，从而使咳痰不畅，咳嗽难愈，且使水湿运化失司，水饮溢于四肢、胸胁，出现水肿、喘息、不能平卧等症状。

（3）腥膻发物：如虾、蟹等，可滋生痰湿。

（4）生冷食物：如冰激淋、棒冰、冰镇饮料等，可阻遏胸阳，生痰滋湿，从而使咳喘、咳痰、心悸等症状加重。

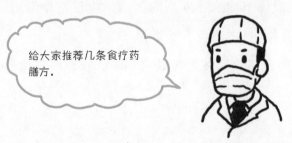

给大家推荐几条食疗药膳方。

（1）桃仁红花羹：桃仁15g，红花10g，藕粉100g。煎取桃仁、红花药液200mL，再入藕粉搅拌即成。适用于胸阳不振者。

（2）鲜橙汁：鲜橙去皮，榨汁半碗，冲入米酒，每次2～3匙饮用，每日2次。适用于肝郁气滞者。

（3）薏苡仁大米粥：生薏苡仁与大米以1：3比例，先将薏苡仁煮烂，后加入大米煮粥。适用于肺阴不足、痰热壅肺者。

（4）五汁饮：鲜芦根、雪梨（去皮）、荸荠（去皮）、鲜藕各500g，鲜麦冬100g榨汁混合，冷服或温服每日2次。适用于肺阴不足者。

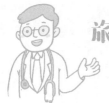

旅途久坐突发呼吸困难，小心肺栓塞

近日，王叔叔一家从东北来深圳游玩，坐了一天一夜的火车，在下车时王叔叔感觉有些呼吸不畅，他以为只是旅途劳累，没有引起重视。直到第二天，王叔叔突然胸痛难忍，喘不过气来，到医院检查，确诊为肺栓塞，紧急给予静脉滴注溶栓药物后，王叔叔生命体征好转，呼吸平稳，血压回升。

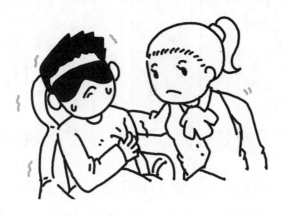

王叔叔是幸运的，能够确诊并得到及时的救治。要知道，肺栓塞是诊断困难、误诊率高、病死率高的一种疾病！

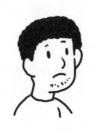

怎么坐个火车都会得肺栓塞这么凶险的病呢？

要想了解肺栓塞，我们先来了解一下静脉血栓

人体在活动的时候，由于肌肉的收缩、舒张，挤压静脉，可以促进其血液流动。长时间久坐不动，静脉处于最大的舒张状态，且静脉失去了肌肉对其的挤压作用，造成血流速度缓慢，容易发生静脉血栓。

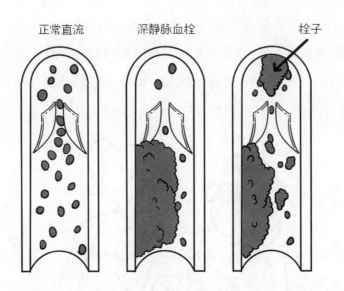

正常直流　　　　深静脉血栓　　　　　栓子

长时间乘坐汽车、火车或飞机的时候，由于空间狭小，久坐不动，造成下肢血流缓慢，容易形成下肢静脉血栓，而当人们重新活动时，新鲜的血栓与血管壁黏合得不牢固，栓子就会脱落。脱落的栓子随着血流进入到肺动脉，堵塞血管，肺栓塞就发生了。

下肢深静脉血栓的早期症状是自发性小腿肌肉痛，肿胀等，行走时小腿疼痛甚至造成不能行走。

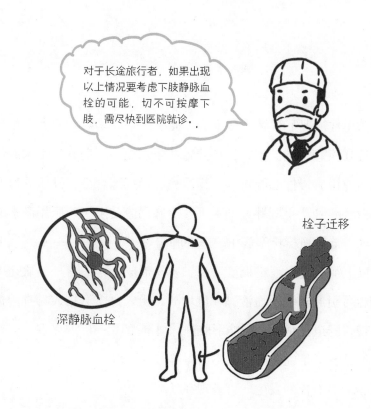

栓子迁移

深静脉血栓

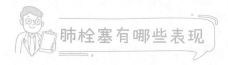

肺栓塞有哪些表现

如果下肢静脉血栓脱落，栓子随血液游走至肺血管，就会形成肺栓塞，表现为喘不上气、呼吸困难，日常活动或轻微活动后明显加重，休息后稍缓解，还可能伴有胸痛、咯血、发热、晕厥等症状。

当出现以上症状，患者必须迅速到医院呼吸科就诊，如果得不到及时和正确的诊断和治疗，严重者可危及生命。

哪些人容易得静脉血栓

在正常情况下，乘客是不会得此病的。大多数发病者在旅行前即存在疾病基础。比如腿部静脉曲张病史，近期有过手术或创伤史，或患有慢性心肺疾病、糖尿病、肾病综合征、高胆固醇血症以及怀孕和严重肥胖（加重下肢静脉回流受阻）、服用激素或避孕药、静脉血栓栓塞病史、恶性肿瘤等。

以上情况使血液黏稠度增高，容易形成血栓。另外，旅途中吸烟也可引起缺氧及血液黏稠度增高，摄入过多酒精或咖啡因饮料可使胃肠道扩张，也影响下肢静脉血液循环。

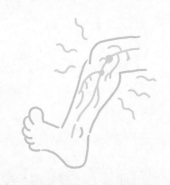

但是，不是说健康人就不会得静脉血栓的。血栓的发生，可表现在任何年龄。研究显示，每静坐1小时，深静脉血栓形成的风险会增加10%，坐90分钟，膝关节的血液循环降低50%。如果存在着血栓形成的高危因素，血栓风险也随之增加。所以，存在基础疾病的人只是发生静脉血栓的风险比健康人更高而已，并不是说健康人就不会发生血栓。因此一定要注意减少久坐的时间。静脉血栓预防是关键！

旅途中如何预防血栓

旅途中预防血栓要做到以下四点。

（1）衣着宽松，减少腘窝受压，不要跷二郎腿。

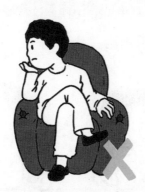

（2）穿低于膝关节的梯度压力弹力袜，也有助于减少血栓发生。

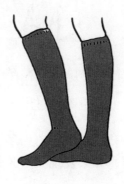

（3）路途中尽量多饮水，每日正常饮水量为2 000～2 500mL，不仅稀释血液，也要迫使您去上厕所，不得不站起来走动。

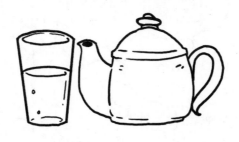

（4）旅途中多变化坐姿，或争取在有限空间内走动一下。

坐着的时候，多活动脚趾、脚踝和膝关节，可将脚尖绷直，接着脚跟着地、用力抬脚尖并坚持10秒，这样交替活动，可使小腿肌肉收缩，促进下肢静脉回流。

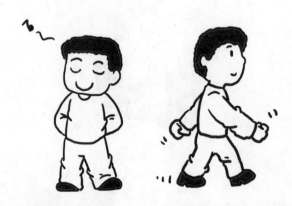

　　长途旅行与静脉血栓存在一定关联性，健康乘客发生血栓风险比较低，大家也不要过度担心。血栓最怕一个"动"字，有危险因素的乘客尽量多活动，多饮水，少喝咖啡和酒类，要提前做好预防措施，如果发现久坐久站久卧后下肢肿胀、疼痛，或者是单侧比较严重时，一定要及时去医院检查。

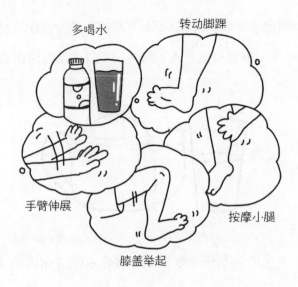

肺病

检查方法

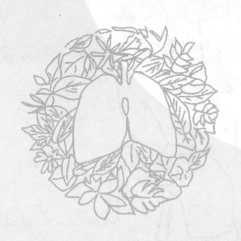

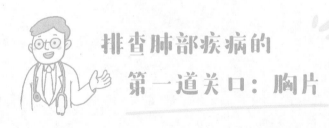

排查肺部疾病的
第一道关口：胸片

李先生是一名商人，形体肥胖，长期吸烟喝酒应酬，生活很潇洒，随心所欲。最近1个月反复咳嗽胸闷，活动后感觉呼吸急促，来医院就诊。

李先生："我平时身体还不错，不就是普通的咳嗽嘛，为什么还要做胸片检查呢？太麻烦了，听说X线对人体有害？"

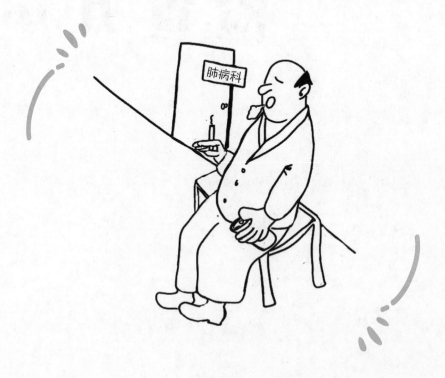

凡是咳嗽超过1周都需要进行胸片检查，通过这种技术去初步发现与排除疾病。肺部是人体进行呼吸的重要器官，空气交替更新对人体极为重要。要是因为种种不慎而导致肺部患病的话，那就不能轻视该疾病了。肺部患病虽部位均为肺部，但病症却各有不同，故而进行相关的鉴别是很有必要的，此时则需要借助辅助检查。

　　肺部疾病的检查方法有多种，比较常规的有胸片，胸部CT，其他如气管镜、肺功能等，需要根据症状和不适情况，选择相应的检查。

　　胸部X线就像一台可以透视人身体的照相机，将我们无法用眼睛直接看到的肺、心脏、肋骨等组织直接投射到胶片上，而医生正是通过这种技术去初步发现与排除疾病。当然X线不能穿透所有的东西，所以我们在做胸部影像学检查的时候衣着以便装为佳，不要携带金属物品，如金属饰物、小刀、钥匙等，应该听从放射医师的安排。

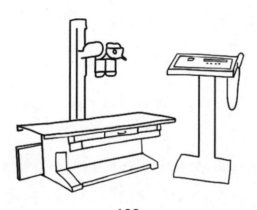

孕妇能不能做胸片

　　原则上怀孕期间尽量不要接触放射线，因有可能影响胎儿健康，特殊情形请及时咨询专业医生。无论何种情形，孕妇均应定时产检。

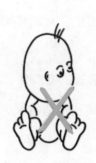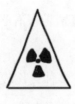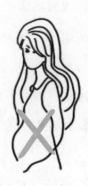

 担心X线辐射，可否不做胸片检查

　　一般来自体外的放射线，当其与物质作用释出能量后，放射线便不复存在，当然也不会累积在人体内，除非是吸入或食入放射性物质不能被排出，其不断在体内释出能量，才会有所影响。

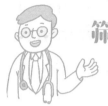

筛查早期肺癌的主要方法：CT检查

王先生最近咳嗽剧烈，肺大夫建议完善胸片检查，报告提示肺部有小结节，王先生又来找肺大夫复诊。

王先生："我是不是得肺癌了，怎么办呢？"

肺大夫："建议行胸部CT进一步检查。"

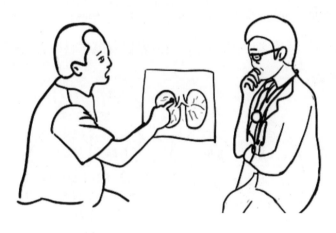

 CT可用于筛查肺癌

近年来开展的螺旋CT扫描来研究筛查早期肺癌，最小可查出直径1mm的肿瘤。早期肺癌检出率高，筛查中80%～90%可通过胸腔镜微创手术切除治愈，并无须进一步放疗、化疗。因此，

CT用于筛查肺癌，有助于早期肺癌的发现并给予及时、有效的治疗，从而降低肺癌的病死率。CT作为早期肺癌的主要检查方法具有早发现、早治疗、降低病死率的显著作用，与传统胸部X线相比有横断面成像，灵敏显示隐蔽部位病灶的优点。

定期进行胸部低剂量螺旋CT筛查，可以发现早期肺癌。不是所有肺部小结节都是肺癌，第一次胸部CT筛查发现的病灶小于5mm的肺微小结节，不要急于手术切除，应该进行定期复查胸部CT和随访一年。

肺癌具体分期是根据肺部病变的大小、有无肺门和纵隔淋巴结转移、有无肺外远处转移，把肺癌划分成Ⅰ期、Ⅱ期、Ⅲ期和Ⅳ期肺癌。不同期别的肺癌治疗原则、治疗方法和治疗效果都不同。Ⅰ期和Ⅱ期的早期肺癌患者能够从微创外科手术中明显获益，而Ⅲ期和Ⅳ期肺癌的患者则需要进行多学科综合治疗，同样可以获益。

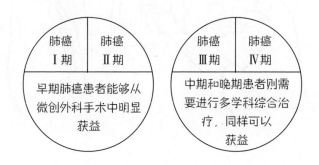

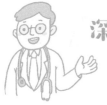

深入肺部的"火眼金睛"：
电子支气管镜检查

陈先生近日咳嗽咳痰明显，CT检查提示肺部占位，局部肺不张。于是找肺大夫就诊。陈先生："单靠CT就一定能诊断肺癌吗？"肺大夫："根据你的情况，应该进一步选择电子支气管镜检查。"陈先生："电子支气管镜？怎么检查？"

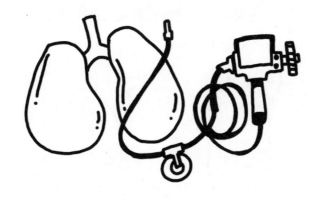

 什么是电子支气管镜检查

电子支气管镜检查是将电子支气管镜经鼻或口腔咽喉部插入气管、支气管直接观察其中病变，必要时可以进行病理活检及细菌学培养。有点像胃镜检查，只是胃镜从口到胃，气管镜是从鼻子到肺。

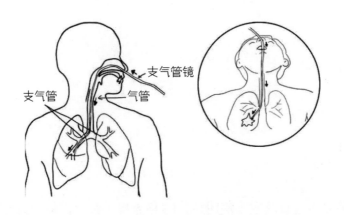

支气管镜

支气管 气管

 电子支气管镜检查会使患者难受吗

在检查过程中会应用一定量的镇静、镇痛药物使患者有一短暂睡眠过程，检查完以后，被检查者可以迅速清醒，使检查过程更顺利，被检查者的耐受性更好。

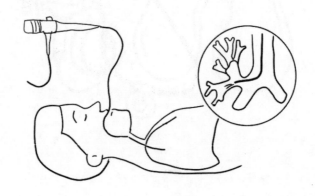

 什么时候做检查比较好

如果CT检查显示病灶在气管中，或出现咳嗽加重伴咯血，都可以尽快预约安排检查，达到明确诊断的目的。

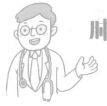

肺活量不容忽视：肺功能检查

黄先生经常吸烟，偶尔出现走路时气喘明显，于是找肺大夫就诊。

黄先生："医生，我经常咳嗽气喘，想过来检查一下。"肺大夫："你长期吸烟伴咳嗽，老烟民应该做个肺功能检查，看看有没有肺气肿。"

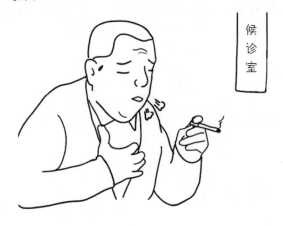

候诊室

 哪类人群需做肺功能检测

长期吸烟、有慢性咳嗽、咳痰、喘息症状的人，在工作和生活环境中常接触污染气体、粉尘的人，以及年龄大于40岁的人均应每年检查肺功能。而已经确诊慢性呼吸道疾病的患者更是需要定期（每3～6个月）监测肺功能，以指导防控治疗。

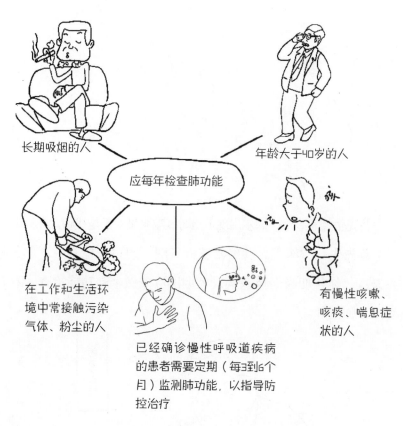

长期吸烟的人

年龄大于40岁的人

应每年检查肺功能

在工作和生活环境中常接触污染气体、粉尘的人

已经确诊慢性呼吸道疾病的患者需要定期（每3到6个月）监测肺功能，以指导防控治疗

有慢性咳嗽、咳痰、喘息症状的人

 肺功能检测怎么做

被检查者用嘴巴对着机器吹气、吸气，医生会指导被检查者做不同力度和速度的呼吸动作，机器记录和分析数据从而得出肺功能各项参数同时出具肺功能报告，然后进行数据分析，得出诊断结果。

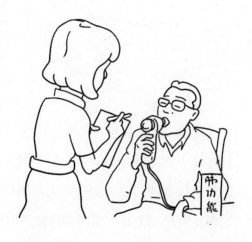

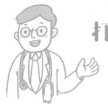

打呼噜不容忽视：睡眠呼吸监测

某日胖胖的张先生和爱人一起过来找肺大夫就诊。在医院诊室等候就诊时，张先生打着哈欠。

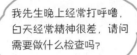

我先生晚上经常打呼噜，白天经常精神很差，请问需要做什么检查吗？

建议你在我这边预约睡眠呼吸监测吧，你可能得了睡眠呼吸暂停综合征。

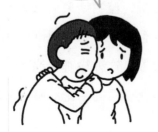

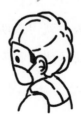

什么是睡眠呼吸暂停综合征

睡眠呼吸暂停综合征是在睡眠过程中反复出现呼吸暂停的一种疾病。这种情况可能只持续短短的10秒，也可能超过1分钟，可能偶尔发生，也可能在一个晚上发生几百次。长期睡觉打鼾的人需要引起注意，因为他们可能患有睡眠呼吸暂停综合征。

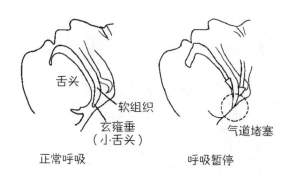

舌头
软组织
玄雍垂
（小·舌头）
气道堵塞

正常呼吸　　　　　　　　呼吸暂停

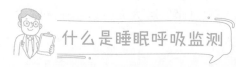

什么是睡眠呼吸监测

　　睡眠呼吸监测是通过一种特殊的仪器对患者进行监测。检查时，特殊的传感器会持续、同步记录患者在睡眠状态下的脑电图、心电图、眼电图、肌电图、指脉氧、鼾声、体位变化等各种数据，这些数据会自动存储起来，监测结束后通过综合分析这些数据，医生就可以明确诊断患者是否患有睡眠呼吸暂停综合征，并判断其严重程度、类型等。这种检查无痛苦、无风险，只需睡一夜（7~8小时）就能获得明确结论。睡眠呼吸监

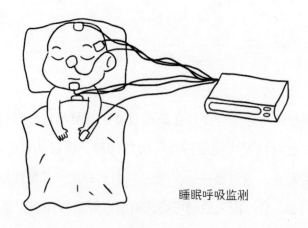

睡眠呼吸监测

测是诊断睡眠呼吸暂停综合征最重要的检查方法，也是评估其治疗效果的重要参考指标。

 偶尔打呼噜也需要做睡眠呼吸监测吗

当出现以下几种情况时，您需要做睡眠呼吸监测：

（1）睡眠时打鼾，张口呼吸，频繁出现呼吸停止，睡眠中反复憋醒。

（2）晨起后头痛，头晕。

（3）白天困倦、嗜睡，在工作、生活，特别是开会或驾驶时睡着。

（4）经常发生夜间心绞痛或心律失常。

（5）睡眠时遗尿，夜尿次数增多。

（6）记忆力减退，反应迟钝，工作学习能力下降。

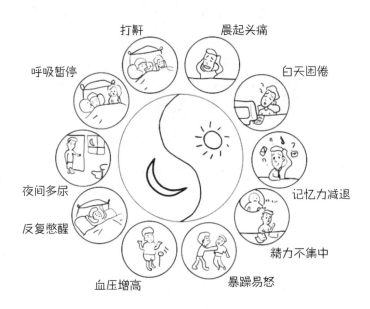

（7）晨起后血压增高，而且以收缩压增高为主。

（8）性功能减退，阳痿。

（9）睡眠时动作异常，肢体抽动。

（10）出现性格改变，如暴躁易怒、精神不振等。

当您符合以上的一项或几项时，就应该尽快到正规的医院做睡眠呼吸监测。

检查前要注意什么

检查当天中午开始不要饮用含咖啡因的饮料。检查前不要饮酒，最好不要使用睡眠药物。长期进行某种药物治疗者可事先向自己的医生咨询哪些药物不能停服。当天中午不要小睡，除非是自己的习惯。如果可能，可以带上自己平时非常喜欢用的枕头、床单等寝具，儿童可以带上平时喜欢抱着入睡的玩具等，尽量让自己舒适度接近在家睡觉的状态。

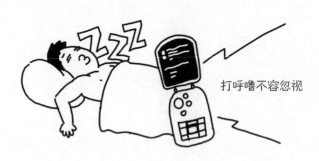
打呼噜不容忽视

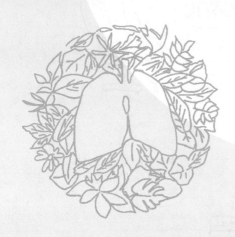

养生
先养肺

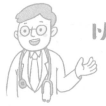

以气养肺：气在人在，气为根本

王大爷今年80岁了，平时遇到天气变化及季节转换时候就容易感冒咳嗽。王大爷一心想着如何把肺养好，于是前来肺病科咨询肺大夫关于养肺之道。

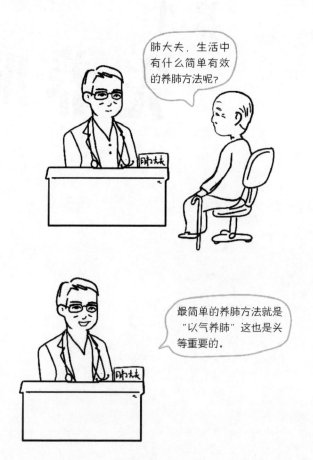

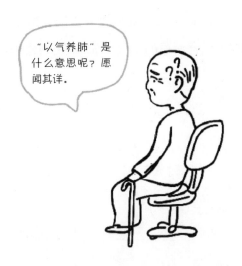

在中医看来，气不单指的是自然界的空气而已，还涉及"人体之气"。人体之气包括先天和后天两个部分。简单来讲，先天之气是父母的遗传基因决定的，与生俱来，不能改变；而后天之气却可以通过自身的努力得到改善，是咱们采取措施来养生、养肺的重要环节。

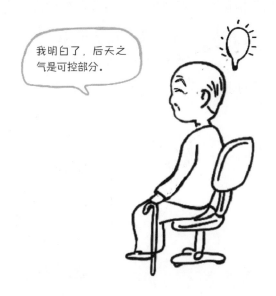

往大的方面说，后天之气就是肺吸入的新鲜空气与脾胃运化的水谷之气在胸中化合而成的宗气。宗气在人体的作用可大啦！

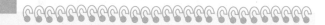

知识小卡片

宗气的作用

宗气聚于胸中，一方面上出于肺，循喉咙而走息道，推动呼吸，另一方面贯注心脉，推动血行。宗气还可以沿三焦向下运行于脐下丹田，以资助先天元气，增强人体的抗病能力。

听到这儿，你猜到该怎么用气来养肺了吗？

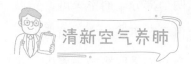
清新空气养肺

空气的质量不仅对肺功能，也对养生有很大的影响。清新的空气可以使我们心情愉悦、舒缓压力，对我们的健康大有裨益。要想使肺保持清灵，我们就要认真做到以下几点：

① 避免浊气的侵害

戒烟，避免吸入二手烟，减少雾霾天出行，戴口罩等。

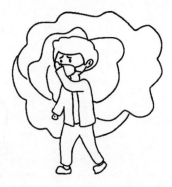

②　保持室内空气流通、清洁

例如，家庭"煮夫""煮妇"可以改变一下烹饪方式，多蒸、炖、煮，少煎、炒和油炸。在炒菜时，打开窗户，保证通风良好，可以适当地降低抽油烟机的高度等。

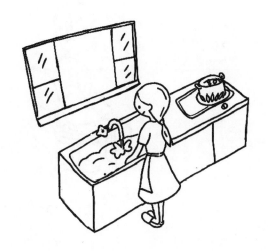

③　到草木茂盛、空气新鲜的地方活动

多去空气清新的地方做运动，深呼吸，通过深长呼气，将体内的浊气排出。

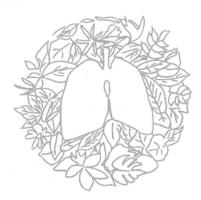

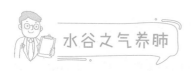 水谷之气养肺

俗话说民以食为天，胃气也养肺。胃气（水谷之气）就是脾胃消化饮食水谷产生的精微物质。

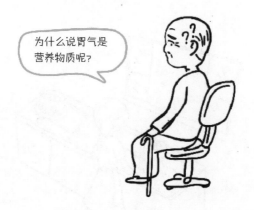

为什么说胃气是营养物质呢？

中医认为，胃气不仅充当营养物质，还能发挥抗御外邪的功能。

"百病皆由脾胃衰而生"说的就是胃气的防卫作用，这也就是为什么古人治病、养生重视固护胃气的原因了。

所以养肺还可以通过饮食来调理，中医"培土生金"的说法就是这个原理。

知识小卡片

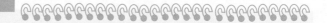

培土生金

在五行上，脾胃属土，肺属金，脾胃为气血生化之源、肺金之母，通过调养脾胃，可以达到补肺养肺的目的。

简而言之，吃得好、吃得对就能够起到养肺、补肺气的作用，减少呼吸道疾病的发病率。相关内容请看本章第四节"以食养肺，舌尖上的智慧"。

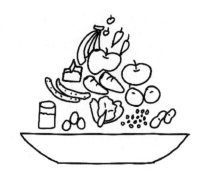

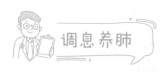
调息养肺

最后，想必很多朋友都不知道，调息养肺也是非常重要的。

平时的呼吸是处于无意识状态，我们不能注意到自己的呼吸，更无法注意呼吸随外部情况和我们内心的变化而变化。因此有必要稍微花点时间，放点儿心思调节呼吸，这就叫"调息"。在道家、佛家的修行功课里，调息是相当重要的一环。

人在紧张、不愉快，或是在从事繁重的脑力劳动的时候，呼吸都会变得短浅。这时候，人体氧消耗增大而供氧减少，于是慢慢处于缺氧状态中。在缺氧的情况下物质代谢生成酸性物质，留

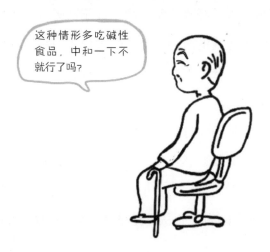

这种情形多吃碱性食品，中和一下不就行了吗？

在体内，这些物质是有害的，所以我们累了就能感觉身上"酸溜溜"的。古人说书生有股"酸气"，那就是读书劳累、神情紧张，加上不善养生所致。

当然不是这么简单啦，最巧妙的方法是让那些不完全氧化的酸性物质继续氧化，一方面生成二氧化碳和水，排出去，另一方面为身体继续提供能量，避免造成浪费，这就需要调息了。

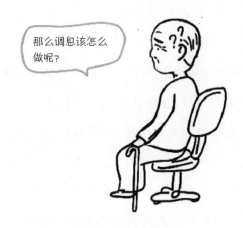

调息先要练习，做到呼吸深长。庄子说："真人之息以踵，众人之息以喉。"就是说，懂得养生的人的呼吸非常深，能深到脚后跟，而平常人的呼吸非常短浅，气刚被吸进喉咙便被呼出来了。当我们呼吸短浅的时候，肺部的确处于一种惰性状态，它只动用了很少的一部分肺泡，既不能充分吸收氧气，又不能及时排出肺部深处的浊气。

在练习深长呼吸的时候，首先要静心，把注意力集中到气的进出上，吸气的时候，感觉气体从鼻子进去，到肺里，再到丹田（小肚子），这时我们的小肚子鼓起来了；然后，小腹收缩，感觉气体从丹田回到肺部，再从鼻孔呼出。如此反复，慢慢地就会形成用小腹的起伏控制呼吸的习惯，不光在休息或静坐的时候可以这样，在做任何事的时候都可以这样去做深长的呼吸。为什么有的人干活不累，还能一直精力充沛？奥秘就在呼吸上！

还有，调息还可以助于静心，静坐的人往往把信念集中在呼吸上面，观想气沉丹田，再从丹田缓缓流出，心就静下来了。在呼吸中静心，在静心中呼吸，很快就能养成习惯，就可以"无为"地获得健康！是不是很好呢！

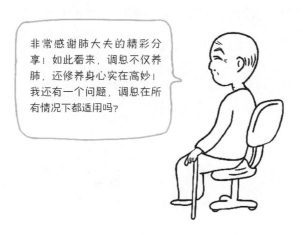

非常感谢肺大夫的精彩分享！如此看来，调息不仅养肺，还修养身心实在高妙！我还有一个问题，调息在所有情况下都适用吗？

对于慢阻肺病患者，病情发作时气急症状较显著，不能做深长呼吸，但仍可进行腹式呼吸。呼气时收腹，吸气时松腹。取坐位时身体前倾俯伏在桌上，半俯卧位时，上下肢呈半屈姿势，这样可利用重力帮助吸气，减轻呼吸困难，便于腹式呼吸的进行。通过腹式呼吸运动可增大膈肌的活动范围，一般坚持锻炼3个月后膈肌的活动范围可增加2～3cm，吸入氧和呼出的二氧化碳量可大为增加，进而改善气短症状。

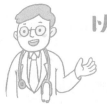

以动养肺：生命在于运动

一天，胖阿姨和肺大夫在公园散步，没有走多久胖阿姨气喘吁吁，而肺大夫呼吸平顺、气定神闲。

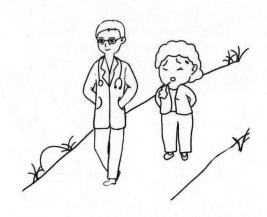

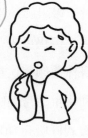

你怎么身体这么硬朗，我都快不行了。

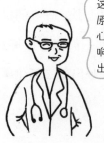

这都是你过于肥胖的原因，肥胖不仅导致心血管疾病，也会影响肺功能，久而久之出现活动后气喘。

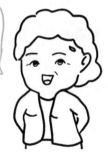

原来这样啊。那有什么方法改善我目前的状态呢，你有什么高招？

八段锦

两手托天理三焦

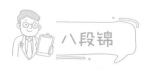

左右开弓似射雕

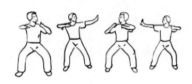

调理脾胃须单举

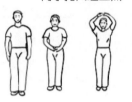

五劳七伤往后瞧

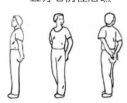

攒拳怒目增气力

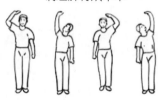

两手攀足固肾腰

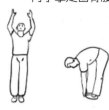

摇头摆尾去心火

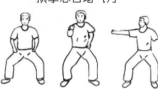

背后七颠百病消

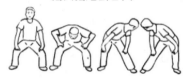

在练习八段锦的过程中要保持松静自然、准确灵活、循序渐进、松紧结合，动静相兼。通过一段时间的练习，可以起到提高肺通气、换气功能，减缓肺功能的退化，提高机体抵抗力，减少呼吸道疾病的发病，起到强身健体之功效。

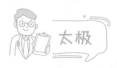

太极

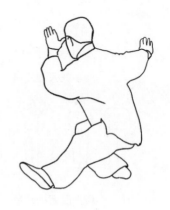

练太极时呼吸讲究"细、慢、深、长"，有助于锻炼横膈肌，保持肺组织弹性，增强肺活量。常年坚持打太极拳，会使肺部血流均匀，是一种四季皆宜的养肺运动。

对于膝盖不好的人群，打太极的确对膝盖会有影响，打太极膝盖负重比平时增加，有膝盖疾病的人不太适宜。此类人群可以选择步行，步行也是一种锻炼方式。

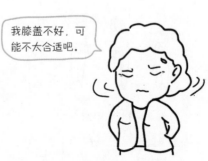

我膝盖不好，可能不太合适吧。

步行

步行不仅动作简单，锻炼的强度也可以很好控制，精神状态放松的时候步行锻炼，随着轻松而有节奏的步行，深沉而均匀地呼吸，可以达到润肺养心的功效。

现在电子计步的方式十分发达，"晒步数"已经成为一种潮流。为了拼排行，很多小伙伴也是"杠杠的"，日行万步甚至几万步！但是过犹不及，长时间步行对骨关节和下肢血管系统都会产生不良的影响，请大家千万注意哦。

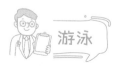

游泳堪称是现代最好的运动。不同于跑步、登山等负重类型运动容易损伤关节筋骨，游泳时水的浮力可以很大限度地解放现代人饱受工作负荷的颈椎。长期坚持游泳锻炼，心脏体积呈运动性增大，心肌收缩有力，心血管弹性加大，心血管系统的效率会得到提高。肺活量增大，肺的血液循环更加流畅，达到促进心肺功能增强的效果。

游泳时，由于水的压力、阻力、浮力和较低水温的作用，使人体的各部分器官都得到锻炼。经常游泳能改善体温调节力，以适应外界气温变化的需要。加之游泳时肌肉活动消耗热量，人体必须尽快补充热量，从而促进了人体新陈代谢。经常游泳，对于身体瘦弱者和慢性病患者，如慢性支气管炎、哮喘、支气管扩张等有均疗效。

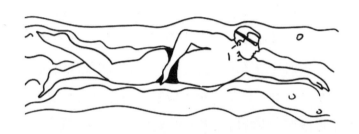

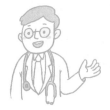

以笑养肺：笑一笑，十年少

笑一笑，十年少。关于修养身心你能做得最自然最有利的事就是笑了。不管你是扑哧一笑，哈哈大笑，呵呵笑，捧腹大笑还是带有你特征的奇怪的咯咯笑，笑都是最好的药。

每笑一声，从面部到腹部约有80块肌肉参与运动。根据斯坦福大学医学院教授弗莱的研究，1分钟的笑等于10分钟的慢跑。笑也是一种很好的健身运动呢!

笑的威力是很强大的，我们在开怀大笑时，可吸入更多的氧气，并随着血液行遍全身，让身体的每个细胞都能获得充足的氧气。因此，中医有"常笑宣肺"的说法。人在笑的时候，会不自觉地进行深呼吸，这有助于清肺。同时，笑还是驱散悲伤忧愁的一剂良药。每日笑一笑，能够消除疲劳，解除抑郁，宽胸理气，恢复体力，增进食欲。

另外，笑不仅是发泄负面情绪的健康方法，还能减少负面状态下人体产生的应激激素，改变含氧量，改善氧气流通。所有的这些东西加在一起，能提高免疫应答；当你笑的时候，体内T细胞的数量也增加，也就增强了免疫系统。

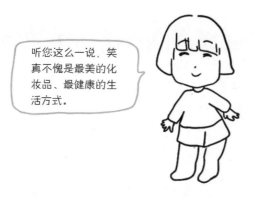

听您这么一说，笑真不愧是最美的化妆品、最健康的生活方式。

  生活是一面镜子，你笑它就笑，笑是一种乐观的生活方式。但是俗话说"乐极生悲"，《黄帝内经》也曾提及"过喜伤心"。过分及失常的笑，对心肺都有害，也会伤气。不分场合的笑，也会给别人造成困扰给自己带来麻烦。因此说过犹不及，笑也须适度。

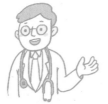

以食养肺：舌尖上的智慧

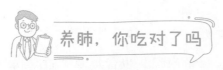

养肺，你吃对了吗

适合的食材才是最好的。我们在选择膳食的时候，应该问问自己，这些都适合我吗？这样吃合不合理？合理膳食该怎么做呢？

要做到合理膳食，简单来说应当做到以下三点：因人用膳、因时用膳、因地用膳。

(1) 因人用膳

因人用膳就是要根据不同的体质和生病时不同的状态来选择相应的膳食。比方说，大家都说粗粮是好东西，但是对脾胃虚弱、胃肠功能不好的人而言，粗粮含有较多的粗纤维难于消化，吃多了容易伤胃，出现腹胀、食欲不振，甚至胃痛等不适；又比如，许多人都喜欢在冬季进补，当归生姜羊肉汤有很好的温补作用，但是对于阴虚、上火的人士吃了容易出现口腔溃疡、便秘、口臭等越补越糟的情况。所以说，膳食只有适合自己的才是最好的，了解不同的体质类型对于指导用膳是十分必要的。

② 因时用膳

因时用膳就是根据不同季节气候的特点来选择相应的药膳，来增强人体适应四季气候变化的能力。以参类药膳为例，冬季寒冷，阴气偏盛，养生宜温补，可选用人参、红参类药膳；夏季炎热，阳气偏盛，养生宜清补，可选用性质偏凉的西洋参、太子参类药膳，而人参、红参性属温热，则不宜选。再以韭菜炒豆芽为例，韭菜与豆芽搭配的比例也应根据四时气候变化进行调整。夏季宜清补，韭菜属于热性食物，可适当减少韭菜的用量，增加豆芽的比例，韭菜与豆芽的比例为3∶7。冬季宜温补，韭菜、豆芽的比例为7∶3。

③ 因地用膳

因地用膳就是根据不同地区的自然环境特点来选择相应的药膳，以增强人体适应所在地区自然环境的能力。如北方寒冷干燥，可选用温补和滋润类的药膳，南方炎热多雨，以湿热为主，则宜选用清热利湿类药膳等。

了解了以上的膳食原则之后，我们怎么选择食物呢？

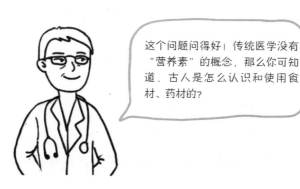

这个问题问得好！传统医学没有"营养素"的概念，那么你可知道，古人是怎么认识和使用食材、药材的？

四气：寒、热、温、凉
五味：酸、苦、甘、辛、咸
毒性：有毒、无毒
颜色：青色入肝，红色入心，黄色入脾，白色入肺，黑入肾
外观：取类比象

经过前人长期的实践总结，才有了现在越来越丰富的食物和药材。譬如，板栗果壳色黑，外形似肾，果实色黄，黄色入脾，性温味甘，因而推测具有补益脾肾的功效，验之临床，确有养胃健脾，补肾壮腰的作用。同时，经过人们的长期观察，还发现板栗吃多了容易出现腹胀，因此脾胃虚弱、消化不良的人群不宜多食。

古人云"从来饮食用以养生，而性味之类各殊，盖烹治调和之道，是不可以不识"。因此，了解一些食材药材的四气五味是十分必要的，在此基础上可以对它们简单分类，如禽肉、水产、蔬果、谷物、常用药材等，结合自身的体质做出合理的选择，这样就相当于给自己定制了一张私人的菜单。举些例子：

① 鸭肉

鸭肉性凉，滋阴润肺，常被称为肉类中的滋补佳品。《食物本草》谓鸭肉"补虚，除热，和脏腑，利水道，消胀，止惊痫，解丹毒，止痢"，能滋阴养胃、清解虚热、利水消肿，适用于

熬夜阴虚、头昏头痛，阴虚低热、虚弱食少、水肿、小便不利、大便干燥的人食用。其蛋白质含量也比猪肉、牛羊肉高20%左右，经常食用可增强体质，提高免疫力。而且鸭肉脂肪含量较低，所含不饱和脂肪

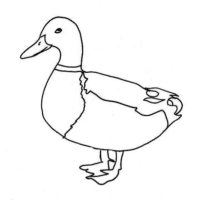

易被人体消化，可以降低胆固醇，保护心脏。山药味甘性平，不燥不腻，与鸭肉同吃，还可降低胆固醇，是进补的上佳组合。

② 银耳

银耳性平，味甘淡，具有润肺、滋阴、养胃、益气的作用。如《本草再新》就有银耳润肺滋阴的记载。《饮片新参》云："白木耳清补肺阴，滋液，治劳咳。"《增订伪药条辨》载："白木耳治肺热肺燥，干咳痰嗽，衄血，咯血，痰中带血。"所以，对肺阴虚者更为适宜。

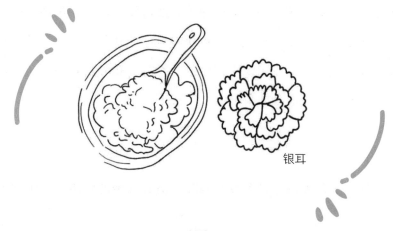

银耳

③ 鳗鱼

鳗鱼性寒，味甘，具有补
虚养血、祛湿、抗痨等功效，
是久病、虚弱、贫血、肺结核
等患者的良好营养品。鳗鱼体

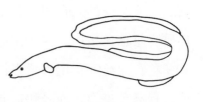

内含有一种很稀有的西河洛克蛋白，具有良好的强精壮肾的功
效，是年轻夫妇、中老年人的保健食品。鳗鱼是富含钙质的水产
品，经常食用，能使血钙值有所增加，使身体强壮。鳗鱼的肝脏
含有丰富的维生素A，是夜盲人的优良食品。

④ 蛤蜊

咸，寒，无毒。有滋阴
润燥、化痰利尿、软坚散结
的功效，可用于治疗阴虚所
致的口渴、干咳、心烦、手
足心热等症。《本草经疏》

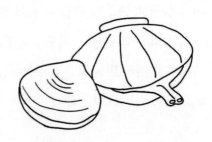

中记载："蛤蜊其性滋润而助津液，故能润五脏、止消渴，开胃
也。咸能入血软坚，故主妇人血块及老癖为寒热也。"另外，动
物实验证明，从蛤蜊组织中提取的一种称为蛤素的物质，对小鼠
的肉瘤和腹水瘤都有抑制作用。

⑤ 百合

甘，平，无毒。具有养阴润肺，清心安神的功用。《医学入

门》说它能治肺痿肺痈。清代医家吴仪洛曾经指出："久嗽之人，肺气必虚，虚则宜敛，百合之甘敛，甚于五味之酸收也。"尤其是肺虚干咳久咳，或痰中带血之人，最宜服食。

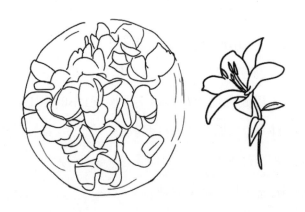

⑥ 白果

白果又称银杏。味甘，涩，微寒，有小毒。能敛肺定喘，缩尿止带。明代李时珍曾说："银杏，其气薄味厚，性涩而收，益肺气，定喘嗽，缩小便。"适宜肺虚

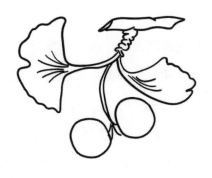

咳嗽和老人肺气虚弱体质的哮喘。如用生菜油浸泡白果，还适宜患有肺结核病的肺虚之人服食。由于白果有小毒，故宜炒熟或煮熟后食用。

〔玉竹沙参老鸭汤〕

材料：玉竹、南沙参各50g，老鸭1只。

做法：将老鸭宰杀后洗净，放砂锅内，再放入沙参、玉竹，加水适量。先用武火烧沸，再用文火焖煮1小时以上，使鸭肉煮烂，放入调料。每日服2次，吃肉喝汤。

功效：滋阴润肺。

用途：阴虚燥咳、秋季润肺。

〔银贝炖雪梨〕

材料：银耳（干）20g，梨200g，川贝母5g，冰糖30g。

做法：将水发银耳拣去根蒂及杂质，洗净，撕成小片。将雪梨洗净削去皮，除去核与籽，切成小丁块。川贝母洗净。将处理好的银耳、雪梨、川贝母一起放入炖盅内，加入糖和水1杯，上笼蒸约1小时，取出即成。

功效：清热润肺，止咳化痰。

用途：老年人肺虚，肺气肿属于虚热者，症见咳嗽上气，干咳无痰或痰中带血等症。

〔百合参耳汤〕

材料：百合15g，银耳 12g，太子参15g，冰糖适量。

做法：先将银耳用清水泡发，去杂质洗净，与洗净的百合、太子参一同放入砂锅内，加水适量，先用武火煮沸，再转用文火炖至银耳熟烂，加冰糖调味，分2次温服，每日服1剂。

功效：滋阴益气。

用途：肺胃气阴不足所致的咳嗽、少气、口干等。

〔红枣山药粥〕

材料：糯米100g，薏苡仁75g，山药（干）50g，荸荠25g，红枣10g。

做法：糯米、薏苡仁分别淘洗干净，用冷水浸泡，3小时后，捞出，沥干水分；荸荠、山药去皮，洗净，分别捣成粉末；红枣去核，洗净备用；糯米、薏苡仁下入锅内，加适量冷水，置旺火上煮至米粒开花；将红枣下入锅内，转小火熬煮成粥；待糯米软烂时，边搅拌边将山药粉撒入锅内，约煮20分钟；将荸荠粉和白糖入锅搅匀，即可盛起食用。

功效：补肺健脾、益肾固本。

用途：久咳肺虚。

〔核桃羊肉汤〕

材料：羊瘦肉600g，核桃仁80g，山药20g，绍酒10mL。

做法：先将核桃仁放在沸水中过一遍，羊肉切块放入沸水焯一下，捞出洗净。加3 000mL清水和羊肉、山药、核桃仁放入锅中大火煮沸后，加入姜片和绍酒，等再煮沸后转小火煲2小时，加盐调味即可。

功效：温补肾阳，纳气平喘。

用途：冬令温补。

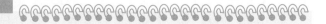

什么是发物?

发物是指富于营养或有刺激性特别容易诱发某些疾病（尤其是旧病宿疾）或加重已发疾病的食物。发物禁忌在饮食养生和饮食治疗中都具有重要意义。

在通常情况下发物也是食物，适量食用对大多数人不会产生副作用或引起不适，只是对某些特殊体质以及与其相关的某些疾病才会诱使发病。发物的种类很多，该不该吃，应辨证（根据病症类型区别）对待。

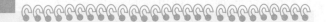

什么情况下应忌口?

· 当食物影响疾病的治疗，助邪伤正、添病益疾时要忌口。如荨麻疹、丹毒、湿疹、疮疖、中风、头晕目眩等症，不宜食用鱼、虾、蟹、贝、猪头肉、鸡肉、鹅肉、鸡蛋等。

· 当食物易与药物产生不良反应时要忌口。当进食食物的作用与药物产生的作用不一致时，就会减弱、抵消药物疗效，甚至产生毒副作用，从而妨碍疾病的治疗。如《本草纲目》记载："凡服药，不可杂食肥猪犬肉，油腻羹鲋，腥臊陈臭诸物。凡服药，不可多食生蒜、胡荽、生姜、诸果、诸滑滞之物"，不无道理。如鳖甲忌苋菜，地黄、何首乌忌葱、蒜、萝卜等，中医忌口侧重于此。

· 当食物对病后调整康复不利时要忌口。大病初愈，消化力弱，正气未复，饮食失当，可使病情反复或变生他疾。如鱼、虾、蟹、贝、椿芽、蘑菇以及某些禽畜肉、蛋等，曾患过敏性疾病者，应注意选择避食。又如高脂血症、高血压病、冠心病、中风等，病后饮食宜清淡，不可过食油腻厚味之物。

表5　发物类别及其副作用

发物类别	副作用
动火发物	能助热动火、伤津劫液，如酒、葱、蒜、韭菜、油炸食物等。发热口渴、大便秘结的人不宜食用，高血压病患者应忌口
动风发物	多为生发、散气、火热之性，能使人邪毒走窜，如茄子、木耳、猪头肉、鸡蛋等。荨麻症、湿疹、中风等患者不宜吃
助湿发物	多具有黏滞、肥甘滋腻之性。如糯米、醪糟、酒、大枣、肥肉等。患湿热病、黄疸、痢疾等患者不宜食用
积冷发物	多具有寒凉润利之性，能伤阳生寒，影响脏腑运化，如冬瓜、四季豆、莴笋、柿子等。脾胃虚弱的人要慎食，过食会造成胃虚冷痛、肠鸣腹泻
滞气发物	多具有滞涩阻气、坚硬难化之性，如大豆、芡实、莲子、芋头、薯类等。积食、诸痛者不宜食
动血发物	多有活血散血之性。能动血伤络，迫血外溢，如羊肉、菠菜、烧酒等。月经过多、皮下出血、尿血者忌食

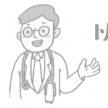

以茶养肺：茶杯里的个性化养生

你喜欢喝茶吗？绿茶清新，红茶养胃，花茶芳香……品茶不仅有益健康，而且能怡情养性，是一种富有禅意的生活方式。

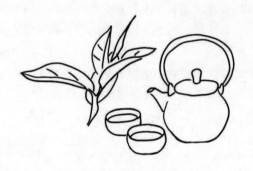

肺大夫精心摘取了常见呼吸系统疾病常用的简易药茶饮，适用于肺病的防治与保健，请您根据自身情况在医师的指导下选用。

〔玉屏风茶〕

原料：黄芪5g，防风3g，花茶3g。

用法：用250mL开水冲泡后饮用，冲饮至味淡。

功能：益气固表，御风止汗。

用途：气虚感冒，表虚自汗，过敏性鼻炎，荨麻疹。

〔防敏茶〕

原料：防风5g，乌梅2枚，柴胡3g，五味子3g，绿茶5g，甘草3g。

用法：用防风、乌梅、柴胡、五味子的煎煮液350mL冲泡甘草、绿茶后饮用。也可直接冲饮。

功能：抗过敏。

用途：过敏性病症。

〔橘红茶〕

原料：橘红5g，花茶3g。

用法：用250mL开水冲泡后饮用，冲饮至味淡。

功能：燥湿化痰，理气调中。

用途：胁肋胀满，不思饮食，咳嗽痰白。

〔陈姜茶〕

原料：陈皮5g，枳实3g，生姜3g，花茶3g。

用法：用250mL开水冲泡10分钟后饮用，冲饮至味淡。

功能：理气开胸。

用途：胸中气塞，短气不舒，咳嗽痰白或清稀。

〔鱼桔茶〕

原料：鱼腥草5g，桔梗3g，绿茶3g。

用法：用200mL开水冲泡10分钟后饮用至味淡。

功能：清热祛痰。

用途：肺热咳嗽痰黄稠。

〔罗汉果茶〕

原料：罗汉果1个。

用法：罗汉果打碎，每次取指甲盖大小的果皮3～5块置杯中，用沸水冲泡10分钟，代茶饮用，随喝随添水，至味淡为止。每日1～2剂。

功能：清肺化痰，润肠通便。

用途：咳嗽，慢性咽喉，咽喉干燥，咽痛失音，口干便结等。

〔三叶茶〕

原料：人参叶15g，龙脷叶15g，枇杷叶15g，玉竹10g，麦冬15g，甘草6g。

用法：①头煎清水3碗煎至1碗；②二煎清水2碗煎至半碗。

功能：清燥，润肺，止咳。

用途：干咳，鼻咽干痛，失声。

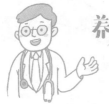

养肺五招：按穴、摩鼻、摩喉、拍肺、天灸

第一招：按穴法

① 按摩大椎穴

两手搓热后轮流搓大椎即第七颈椎棘突下，可每天早起后搓大椎，较冷时出门前也要搓热大椎，对防止感冒方便又有效。

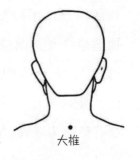

大椎

② 压揉承浆穴

承浆穴在唇下凹处，以示指用力压揉，可感觉口腔内会涌出分泌液。这种分泌液不仅可以预防秋燥，而且含有可延缓衰老的腮腺素，同时可使人面色红润。

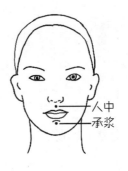

人中
承浆

第二招：摩鼻法

每天用中指指腹按揉迎香穴，早晚各一次，每次 5～10 分

钟；或用两手大鱼际，沿两侧迎香穴上下按摩至发热，每日数次。

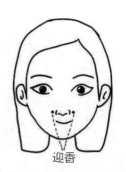

迎香

迎香穴在鼻唇沟中，鼻翼旁中点地方，两边各有一个。按揉此穴有利于胃经气血的接收，可以起到养阴生津的作用。

 第三招：摩喉法

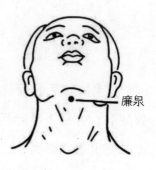

廉泉

上身端直，坐立均可，仰头，颈部伸直，用拇指或中指螺纹面按揉廉泉穴及其两旁 2 分钟。然后用拇指、示指揪捏咽喉部皮肤 1~2 分钟，使局部皮肤发红、充血、咽喉部有热感为适宜。最后用拇指面从后项部向下推到大椎穴处，推 30~150 遍。

 第四招：拍肺法

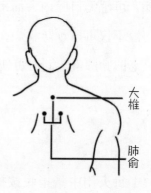

大椎

肺俞

每晚临睡前，坐在椅子上，上身挺立，两膝自然分开，双手放在大腿上，头放正，眼微闭，全身放松，吸气于胸中，同时抬手，用掌从两侧胸部由上至下轻拍，每次约做10分钟，最后用手背随呼吸轻叩背部肺俞穴

（第三胸椎棘突下旁开1.5寸）20下。

肺俞穴在第三胸椎棘突下旁开1.5寸处，左右各一。该法能震荡胸阳，理气宽胸，促进排痰。

第五招：天灸治疗

什么是天灸

天灸，又称穴位贴敷疗法，最早记载于马王堆汉墓出土的《五十二病方》，到明、清时期，随着中医外治法的开展，在三伏天熏涂、贴敷药物治疗疾病得到应用。

什么是三伏天灸

三伏天是全年中天气最热，气温最高，阳气最盛的阶段，人体此时阳气也相对旺盛，三伏天灸选在四时阳气最盛之时，使用温阳药物，借助"天之阳气"以扶助、激发人体阳气，此时是驱逐体内寒邪，提高机体免疫力的最佳时刻。

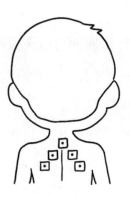

冬病夏治，是冬天得了病，夏天再来治疗吗？这样会不会延误病情

冬病夏治是指针对冬季气候寒冷时好发及感寒后易发的一些宿疾，在夏季气温高和机体阳气旺盛时，运用中医特色疗法，如

内服温补药物、食疗、外用穴位敷贴、艾灸等，达到祛除体内沉积的寒气，调整阴阳，从而使疾病得以恢复。

肺病常因冬季风寒外袭诱发，发作时急则治标，难以图本根治；而在少发的夏季，根据"缓则治其本、春夏养阳、标本兼治"的理论，借自然界旺盛的阳气为患者助力。夏季气候炎热，皮肤腠理开泄，药物易循经络传导，渗入而直达病所，从而达到祛风散寒，化痰行滞，止咳平喘及扶正固表的目的。三伏贴是中医"治未病"的重要手段，它将中医时间医学、针灸学和外治法有机结合，治疗某些在秋、冬、春季容易反复发作或加重的慢性、顽固性疾病，并可减轻很多内服药物对人体的损害。采取穴位敷贴的方法，在阳气隆盛的三伏天施以天灸，坚持3年，能取得更好的远期疗效。

什么病都可以天灸吗

天灸不是灵丹妙药，三伏天灸适用于体虚易感冒、过敏性鼻炎、慢性支气管炎、支气管哮喘等疾病，对于一些阴虚、内火旺等人群并不适用，盲目贴药不会产生效果，有时还会适得其反。还有些人要谨慎用天灸治疗，如艾滋病、结核病或其他传染病患者，疾病急性发作期或加重期间，2岁以下婴幼儿，哺乳期妇女及其他基础病患者。

一次可以多贴些穴位吗？可以贴的时间长一些吗

三伏天灸药物具有一定的刺激性，所以并非贴得穴位越多越好。而且三伏天灸所取穴位以提升正气、阳气为主的穴位，讲求

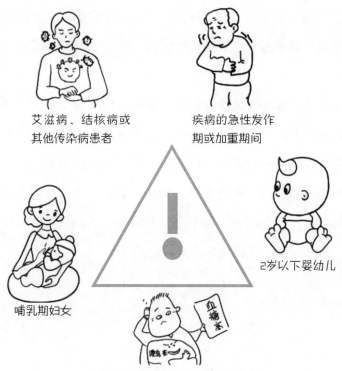

艾滋病、结核病或
其他传染病患者

疾病的急性发作
期或加重期间

哺乳期妇女

2岁以下婴幼儿

糖尿病、血液病、恶性高血压病、
严重心脑血管病、严重肝肾功能障
碍、支气管扩张、恶性肿瘤患者

穴位搭配，一般以4～8个穴位为宜，常规6个穴位。不能胡乱多贴的。

因为药物对皮肤有刺激性，而且不同的人对三伏天灸药物反应存在明显的个体差异性。因此，贴敷时间并非越长越好。成人每次贴药的时间以1～2小时为宜，儿童因皮肤娇嫩以0.5～1小时为宜。

起疱了怎么办

起疱虽然为三伏天灸药物刺激的正常现象，但起疱后引起的后期的护理及皮肤结痂、留疤等事项比较繁琐，故贴敷时以皮肤痛痒或灼热的感觉以及耐受程度作为观察指标，以皮肤潮红为度。

　　天灸后多数患者局部有发红、发热、发痒感，或伴少量小水疱，此属天灸的正常反应，一般不需处理；如果出现较大水疱，可先用消毒毫针将疱壁刺一针孔，放出疱液，再涂碘伏消毒。要注意保持局部清洁，避免摩擦，防止感染；天灸治疗后皮肤可暂有色素沉着，但会消退，且不会留有瘢痕，不必顾及；治疗期间忌烟、酒、海鲜、发物及生冷辛辣之品等。

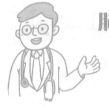

肺病康复知多少

王老先生今年80高寿，眼不花耳不聋，平时爱打门球，就是有个毛病"咳咳咳"。王老爱抽烟，每天1包，雷打不动，抽了50多年，这两年才算戒掉。烙下了慢阻肺的顽疾，在医院经肺大夫规范治疗，平时生活能自理，但不能过多活动，打门球打一会就气喘吁吁、咳不停，这不王老又来找肺大夫寻求帮助了。

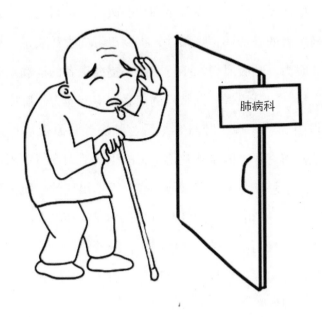

肺病科

王老："肺大夫，您看我现在该如何是好啊？门球打一会就咳、气喘得难受，就剩这点爱好了，不打门球，这生活还有什么劲啊？"

肺大夫："王老，您别急！咱们现在进行肺康复治疗，我给您制订个方案，提高您得肺功能水平，让您可以打门球，放心吧！"

王老："什么是肺康复治疗啊？我这老头子一把年纪了，能行吗？"

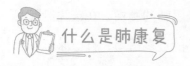
什么是肺康复

肺康复是根据患者病情做一个详细评估，进行有计划的干预措施，包括运动治疗、心理及生理状况改善等。目的是改善慢性肺部疾病患者的心理和生理条件，提高患者的生活质量。增加患者的四肢肌力、呼吸肌力和步行距离，提高患者的运动耐力、改善生活质量，提升患者控制肺病的信心和应变能力。肺康复治疗适用于慢阻肺、哮喘、肺减容术后、肺癌等肺系疾病稳定期患者，以及任何有呼吸困难和觉得每天的生活活动变得更困难的肺疾病患者。禁忌证为不稳定型冠心病、近期出现的心肌梗死、重度肺动脉高压、影响运动的骨关节病、学习认知能力障碍、精神疾病等。首先我们可以进行一些中医传统诊疗，比如穴位注射、穴位敷贴、耳穴压豆、督脉灸等治疗。通过培补肺脾肾三脏，提升正气，抵御外邪。

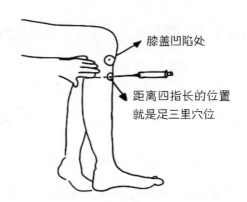

① 穴位注射

用中西药物注入穴位，
激发经络。

膝盖凹陷处

距离四指长的位置
就是足三里穴位

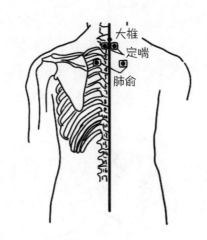

② 穴位敷贴

用药物研成细末，用姜
汁等调成糊状，再直接贴敷
穴位。

大椎
定喘
肺俞

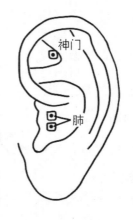

③ 耳穴压豆

刺激反应点（耳穴）来
防治疾病。

神门
肺

④ 督脉灸

位于督脉的脊椎段施以
"隔夜灸"治疗疾病。

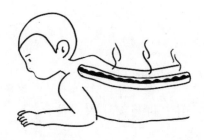

其次，再进行呼吸功能锻炼，每周3次，锻炼3个月。同时可
以进行缩唇呼吸、腹式呼吸锻炼。

① 缩唇呼吸

第一步：从鼻孔吸入空气，嘴唇紧闭，心里默念3秒。
第二步：撅起嘴巴，慢慢呼气，如同吹口哨，心里默念6秒。
缩唇呼吸增加气道外口阻力，利于肺泡气体排出。

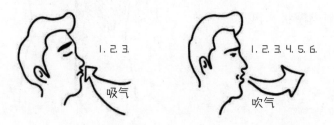

1. 2. 3.　吸气　　1. 2. 3. 4. 5. 6.　吹气

② 腹式呼吸

增加潮气量，
提高肺泡通气量，
减少功能残气量，
缓解呼吸困难。

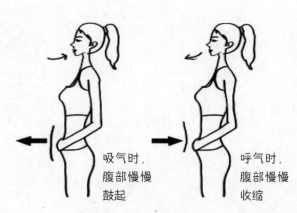

吸气时，
腹部慢慢
鼓起

呼气时，
腹部慢慢
收缩

之后可以根据患者身体情况进行三个阶段训练，吹白纸、吹蜡烛、吹气球运动，增加呼吸量。

① 吹白纸

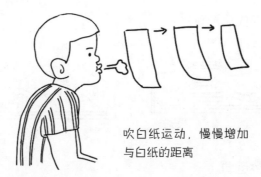

吹白纸运动，慢慢增加与白纸的距离

② 吹蜡烛

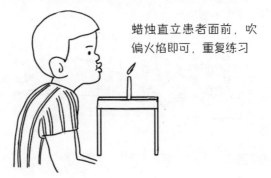

蜡烛直立患者面前，吹偏火焰即可，重复练习

③ 吹气球

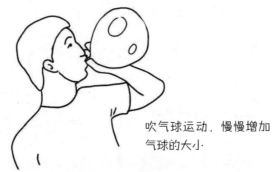

吹气球运动，慢慢增加气球的大小·

除此以外，患者还需要进行肌力和肌耐力锻炼。"郑氏卧位康复操"的拉伸运动、拱桥运动及空中踩车运动；同时还有有氧运动、平衡性训练运动等来增加肺通气和换气功能。

① "郑氏卧位康复操"

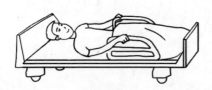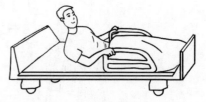

② 拱桥运动

拱桥运动增加腰背肌和腹部肌肉力量，
维持脊椎稳定

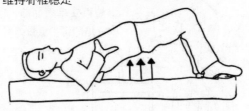

③ 空中踩车

空中踩车运动促进腹部肌肉节律收缩，
增加肺通气量，提高肺功能

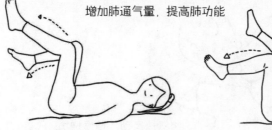

④ 有氧运动

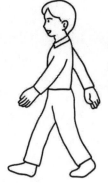

慢走等有氧运动使心、肺得到有效的锻炼，从而提高心、肺功能

⑤ 平衡性训练运动

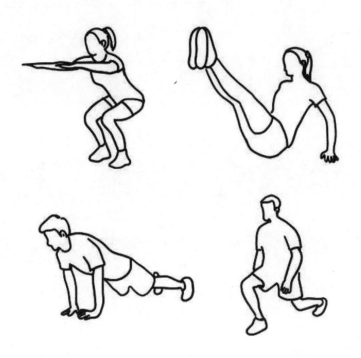

　　整个过程需要循序渐进，刚开始运动强度要温和，在以后的每一次运动训练，将多增加一些运动。患者可持续在家里做运动以维持健康，每3个月可于肺病专科评估肺康复疗效。

生活中的
养肺学问

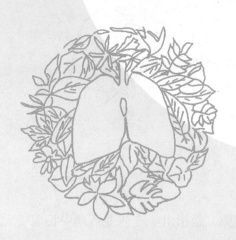

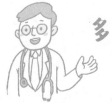

多尘环境工作者，
清肺化痰远离尘肺

矿工："肺大夫我最近怎么总是咳嗽、气喘呀？"

肺大夫："你是做什么工作的？"

矿工："我是在采石场工作。"

肺大夫："那你要注意有'尘肺'的风险了。"

矿工："'尘肺'？难道是指灰尘跑到我肺里吗？"

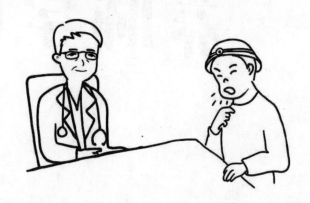

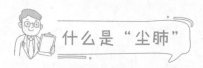
什么是"尘肺"

肺尘埃沉着病，又称尘肺，是指由于在职业活动中长期吸入生产性粉尘（灰尘），并在肺内潴留而引起的以肺组织弥漫性纤维化（瘢痕）为主的全身性疾病。

以下情况易导致尘肺。

（1）矿山开采：各种金属矿山的开采，煤矿的掘进和采煤，是产生尘肺的主要原因。

（2）金属冶炼中矿石的粉碎、筛分和运输。

（3）机构制造业中铸造的配砂、造型，铸件的清砂、喷砂以及电焊作业。

（4）建筑材料行业，如耐火材料、玻璃、水泥、石料生产中的开采、破碎、碾磨、筛选、拌料等；石棉的开采、运输和纺织。

（5）公路、铁路、水利建设中的开凿隧道、爆破等。

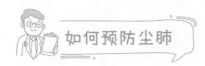
如何预防尘肺

尘肺可以通过以下途径预防。

（1）工艺改革、革新生产设备：消除粉尘危害的主要途径。

（2）湿式作业：采用湿式碾磨石英、耐火材料，矿山湿式凿岩、井下运输喷雾洒水。

（3）密闭、抽风、除尘：对不能采取湿式作业的场所，应采用密闭抽风除尘办法，防止粉尘飞扬。

（4）健康检查：包括就业前和定期健康检查，脱离粉尘作业时还应做脱尘作业检查。

（5）个人防护：佩戴防尘护具，如防尘安全帽、送风头盔、送风口罩等。

另外，饮食上也可以调节。

（1）相对高蛋白饮食。控制每日优质蛋白的摄入量应在

90～110g，以补充机体消耗，增加机体免疫功能。建议优先选择禽蛋类和肉类等优质蛋白，此类蛋白质含量不仅较高，且有利于消化吸收。

（2）增加维生素A的摄入量。维生素A有利于上皮细胞组织的健康，特别是对于呼吸道上皮组织，可减轻咳嗽症状，防治哮喘疾病。维生素A主要存在于动物性食品中，如动物肝、肾内脏及蛋黄、奶油等。

（3）多吃健脾开胃、易吸收的食物。可帮助恢复尘肺疾病患者的脾胃运动功能，瘦肉、鸡蛋，牛奶，豆粉，新鲜蔬菜和水果等食物都是不错的选择。

（4）禁忌各种辛辣刺激冷饮等食物，如酒、大蒜、胡椒、辣椒、韭菜等，以免加剧喘咳。

（5）若声音沙哑，咽中隐痛，咳嗽有痰，气阴亏虚等，可选食梨、枇杷、百合、藕、萝卜、罗汉果等来补肺益阴。

（6）黄芪炖鸡、桂圆参蜜膏、百合党参炖猪肺、虫草烧鸭等适合尘肺早期并发慢性支气管炎、反复呼吸道感染等患者，以补虚固本、强身健体。

（7）痰较多的患者，平时可选择吃一些海藻、海带、萝卜、荸荠、薏苡仁等，或榨汁饮服，或加水煮食，以达到化痰的目的。

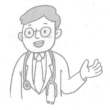

家庭"煮"妇，当心油烟

某日肺大夫去医院餐厅吃饭，刚好遇到同事洁阿姨。

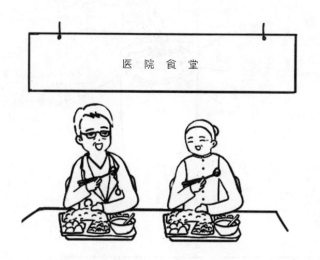

医院食堂

洁阿姨："我有个女性朋友今年四十几岁，做得一手好菜，从来不吸烟并且家里也没有吸烟的，老家的空气非常好，最近听说得了肺癌！总感觉不能理解，今天想问问肺大夫这是怎么回事儿呢？"

肺大夫："哦！既然做得一手好菜肯定经常下厨房吧，其实厨房是家庭中空气污染最严重的空间，已成为人们生活的一大'隐形杀手'，尤其是经常做饭的广大女性，更是深受其害。"

油烟是如何产生致癌物质的

食用油在高温下会产生突变。油温升到60℃会开始氧化，升至150℃时会生成丙烯醛，200℃以上会产生氮氧化合物，350℃"吐火"时，这时的致癌风险是最高的。

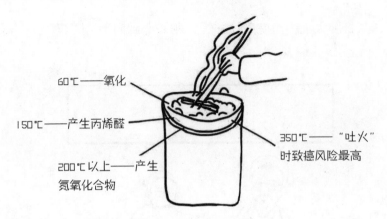

60℃——氧化

150℃——产生丙烯醛

200℃以上——产生氮氧化合物

350℃——"吐火"时致癌风险最高

 ## 生活中如何拒做"吸烟机"

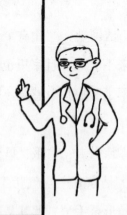

（1）对于厨房油烟的防护，应加强厨房的通风换气，改变烹饪习惯（避免油温过热、煎炸炒，不用油烟大的食用油，尽量选用一些健康食用油和无烟炊具等）。

（2）抽油烟机应固定在合适高度等。

（3）定期清洗油烟机，保持排烟的畅通。

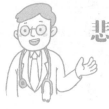

悲愁伤肺，远离悲伤不做现代版的"林妹妹"

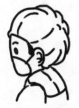

妹妹怎么了？怎么哭得这么伤心？

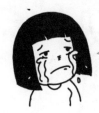

别提了，处了3年的男朋友跟我分手了，呜呜呜……

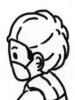

别哭啦，你这都在家里哭了一个星期了，自己的身体要紧呀？

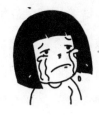

没事儿的，我就是心里很不舒服，对身体没什么大影响的，我哭哭就好了。

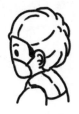

我可是"肺科"的医生，你要知道悲愁伤肺呀！

妹妹："悲愁跟肺有什么关系？"

肺大夫："《红楼梦》中的林黛玉你知道吧？就是因为悲伤，最后死于'痨病'——结核病，这在过去是不治之症。"

妹妹："肺结核不是被传染的嘛，这个我还是知道的。"

肺大夫："既然是传染病，为什么唯独林黛玉得了并最终不治而亡，而大观园里的其他女孩子却不被传染呢？正是因为她终日都处于悲伤当中，免疫力的低下给了结核分枝杆菌肆虐的机会。"

妹妹："唉，是呀。如果我生病了，那我岂不是亏大了！哥哥那我现在有没有伤到肺呀？"

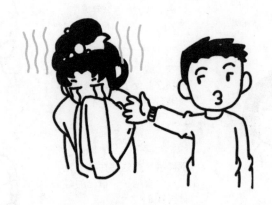

通常情况下，人处于强烈悲伤的状态时，就会出现呼吸急促、干咳、气短、喑哑等症状。而长期的伤感和情绪压抑会导致哮喘、肺炎等疾病。因为机体长期处于悲伤忧愁的状态，会使人的免疫力降低，进而导致包括肺在内的全身任何一处器官组织的损伤。因此，如果一个人的体质属于中医的"肺气虚"，那么整个体质都会是偏弱的——"卫外"功能不强，所以会比其他人更容易怕冷、感冒、过敏，总之更容易被各种外邪入侵。这个时候，肺脏自然会首当其冲，但这只是悲伤情绪伤身的一部分原因而已。那么如何拒绝做现代版的"林妹妹"呢？

🔲 穴位按压

穴位中的膻中穴能够起到缓解忧伤情绪的作用，膻中穴位于第四肋水平，两乳头连线的中点。当用揉胸或是抚胸的方法刺激膻中穴时，能够起到调节气机的作用。

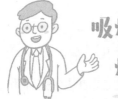

吸烟、二手烟伤肺，烟毒猛于虎

王太太拉着天天吸烟的老公去找肺大夫戒烟。

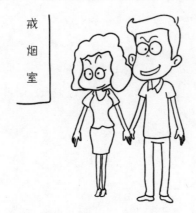

王太太："肺大夫我老公一天要吸两包烟，今天我把他带过来戒烟，你看看这烟能戒掉吗？"

肺大夫："吸烟伤肺，烟毒猛于虎呀！"

王先生："别吓唬我，我爷爷吸了一辈子的烟，最后活到了99岁；而我家隔壁老王也不吸烟呀，65岁就没了，哼！"

肺大夫："这只是个例，据统计每年因吸烟相关疾病死亡的人数多于100万；若不加以控制，2050年我国因吸烟相关疾病死亡的人数将突破300万。"

王先生："不就是吸个烟吗，也不是毒品，再说烟草也是植物能有什么害处？"

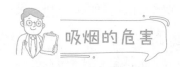

吸烟的危害

卷烟烟雾中含有7 000多种化学物质和化合物，其中包含有69种可致癌物和4 000余种有害成分。烟草有害成分主要有尼古丁、胺类、酚类、烷烃、醇类、焦油、一氧化碳，重金属元素镍、镉，多环芳烃、氮氧化合物和有机农药等。这些物质进入体内造成的伤害遍及全身上下，是多种疾病的危险因素。

吸烟可以导致肺癌、肝癌、冠心病、慢阻肺、中风、骨质疏松、男性勃起功能障碍、早产、新生儿猝死、皮肤老化等多种疾病和健康问题，造成人类死亡疾病的前八位死因中有6种都与吸烟相关，且有90%的男性肺癌死亡和80%的女性肺癌死亡都与吸烟有关。

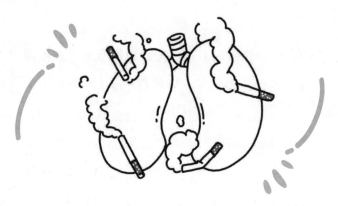

王先生："感谢你，肺大夫，我下定决心要戒烟了！"

肺大夫："戒烟不仅仅要靠我们医生的帮助，你的配合也至关重要。把烟戒了不仅对你有好处，你的家人也会受益匪浅。"

王先生："是的，每个月省了很多买烟的钱，我老婆很开心。"

肺大夫："不单纯是省钱的问题，吸烟有百害而无一利。其实你戒烟的同时，你的家人也免去了吸你的二手烟。"

王先生："我家里就我一个吸烟的，没人吸我剩下的二手烟。"

肺大夫："呵呵，你理解错了，二手烟并不是指吸你剩下的烟。"

王先生："那二手烟是什么意思？"

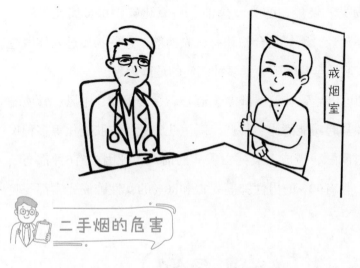

二手烟，也称作被动吸烟、无意识地吸烟，或被强迫性地吸烟，主要指不吸烟的人暴露于吸烟的环境中吸入空气中香烟烟雾的过程。

二手烟也伤肺，因为二手烟中包含4 000多种物质，其中包括40多种致癌物质。吸一根烟，大约要燃烧10分钟，如在通风不好的室内有人吸2根香烟，则室内空气污染要高出室外污染20倍。

二手烟的危害大概有以下几种：

（1）增加患肺癌概率。

（2）引发儿童严重的呼吸问题。

（3）烟草烟雾是室内$PM_{2.5}$的主要来源。

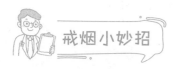

中医戒烟法

中医帮助戒烟，方法繁多，比如中医针刺治疗、中药穴位贴敷治疗、穴位埋线、口服中药治疗、耳穴压豆等。目前中医运用比较成熟的为耳穴压豆戒烟法。耳穴治疗是通过刺激经络对大脑皮层产生对吸烟兴奋灶的抑制作用，消除和阻断吸烟的条件反射。通过耳穴贴压可以抑制烟瘾，使戒烟者不想吸烟并消除戒烟后出现的戒断症状，戒烟成功率高，戒烟者多无不良感受，易于在不知不觉中使戒烟效果得以持续巩固，坚持治疗，最终达到成功戒烟的目的。

尼古丁替代疗法

30余年前，西方国家探索通过提供少量尼古丁帮助戒烟者逐渐减少尼古丁摄入，达到戒烟目的。由此发明了尼古丁口香糖、贴膜、气雾剂等，此类方法需要戒烟者拥有坚定的意志以及对使用剂量的严格控制，否则无法达到戒断目的。

非尼古丁替代疗法

截至2012年，美国FDA共通过了两种药物。一种为传统抗抑郁药物盐酸安非他酮缓释片，此类药物专门针对烟草戒断症状，因此作为非尼古丁戒烟制剂的首选。另一种为伐尼克兰，因为有与尼古丁相似的结构可竞争其受体，并可明显减少体内多巴胺释放以达到戒烟的目的，但需注意其可能导致心理疾病的发生。

运动疗法

运动治疗能改善戒烟后带来的各类伴随症状，包括戒断症状、体重增加、忧郁、失眠等。

营养疗法

目前研究已经证实健康人体液的pH值为7.35 ~ 7.45，而吸烟者的体液pH值大多低于7.35，呈酸性。因此，吸烟者多食碱性食物，可改善酸性体液环境，从而有助于戒烟，碱性食物如菠萝、西红柿、柑橘等。

心理干预疗法

戒烟者戒断症状发作时，人为进行不愉快刺激，包括观看教育片、讲解吸烟危害等形成厌恶性条件反射进行心理干预，从而达到戒烟目的。

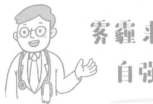

雾霾来袭，如何做到自强不"吸"

周末天气昏暗，王大爷刚出家门遇到戴着口罩的肺大夫。

王大爷："嗨！肺大夫，这大周末的不上班你也戴口罩？职业病吧？"

肺大夫："不是职业病。今天天气不好，雾霾来袭呀！"

王大爷："什么来袭？说得好像挺严重嘛，有台风厉害吗？"

雾霾，是雾和霾的合称，由灰尘，硫酸，硝酸等组成，对人体的呼吸系统和身体健康造成持续不断的侵蚀打击，如诱发或加重呼吸道疾病，传染病患者增多，患癌症的风险增高并使人情绪低落。

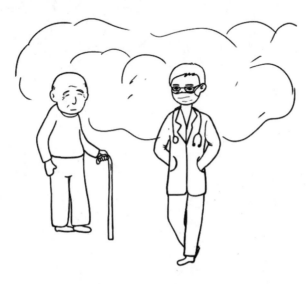

防雾霾不仅仅是要佩戴口罩，还要注意以下几点：

（1）关注空气质量指数。

（2）巧开窗户。

（3）提高抗病能力。

（4）注意饮食。

萝卜、黑木耳、雪梨、莲藕、山药、银耳等都是不错的饮食选择。

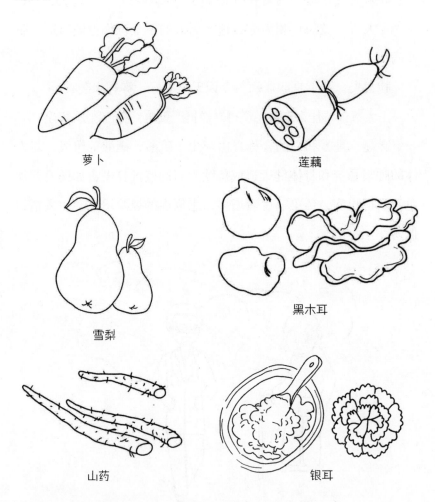

萝卜

莲藕

雪梨

黑木耳

山药

银耳

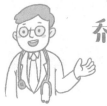

乔迁新居，当心甲醛

小依今天去同学小敏的新家做客。小敏的新家装修得像童话世界一般，在那里小依和同学们玩得非常开心！

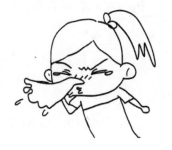

可是过了一阵，小依突然开始不自主地流眼泪、喷嚏一个接一个地打。

回到家后妈妈发现小依出现鼻塞、打喷嚏、流清涕、咽喉痒，还不断干咳等症状，妈妈很担心，问小依："你今天去同学家受凉感冒了吗？"小依回答道："没有觉得受凉啊。"妈妈怕小依有什么大问题，立刻带小依去看肺大夫。

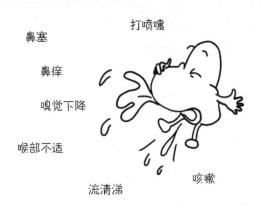

鼻塞　　　　　　　打喷嚏

鼻痒

嗅觉下降

喉部不适

流清涕　　　　　　咳嗽

小依来到肺大夫的诊所，肺大夫给小依做了仔细的检查，并未发现小依有感冒和感染的迹象。

肺大夫仔细询问了小依："小依，你今天去哪里了吗？有受凉感冒吗？"

小依摇着头回答道："我没有觉得受凉感冒，今天去了小敏的新家做客，在小敏家就开始了，回到家后鼻塞、打喷嚏、流清涕越来越明显，还出现了咳嗽。"

妈妈在一旁很着急，问肺大夫："医生，小依是不是病毒或细菌感染了呢？"

肺大夫摇摇头说："小依现在的症状和去了小敏的新家可能有关。"

小依的妈妈满脸的疑惑。

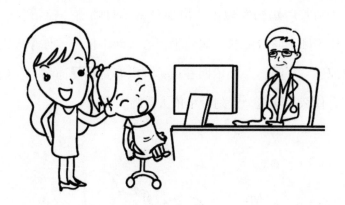

新家做客怎么可能会生病呢？

我们装修房子的时候会用到各种装修材料，这些材料大多含有甲醛，软装中的很多物品也会释放甲醛，总体来说家装中的甲醛危害主要来自下面几个方面：

（1）各类装饰材料。例如泡沫塑料、油漆、白乳胶和涂料等。

（2）各种人造板材。例如三聚氰胺板、塑料板、细木工板、胶合板、饰面板、防火板、中密度纤维板和刨花板等装饰板。总之，需要使用胶黏剂的板材，几乎都会释放微量甲醛。

（3）各类板材家具、地板。如强化复合地板在制造过程使用酚醛树脂、脲醛胶等，存在一定的甲醛、苯酚的释放问题。如果家中铺设地板，建议选择实木地板。

（4）家装纺织品。例如窗帘、墙布、墙纸、地毯、床上用品、沙发等。而且，越是色彩艳丽的纺织品其含有的甲醛越可能超标。

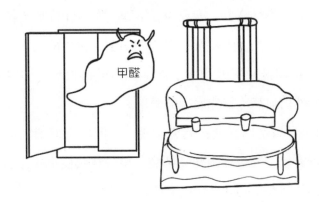

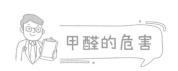

甲醛是一种无色有特殊刺激气味的气体，工业甲醛是37%～55%的水溶液，俗称福尔马林，是一种工业原料和医用防腐剂。甲醛已经被世界卫生组织确定为致癌和致畸形物质，是公

认的变态反应源，也是潜在的强致突变物之一。

简单来说，甲醛对人体最大的危害就是具有刺激性、毒性、致癌性和导致基因突变。

（1）刺激性：甲醛是一种有刺激性的气体，在低浓度时即可嗅到，当甲醛在室内达到一定浓度时，人会有不适感，可引起眼红、流泪、咽喉不适、声音嘶哑、喷嚏、胸闷、气喘、皮肤过敏等问题。

（2）毒性：甲醛是具有一定毒性的，它对我们的眼、肺、呼吸道、神经系统和免疫系统都有不良影响。长期处在甲醛超标的环境中会引起头痛、头晕、乏力、感觉障碍、免疫力降低，并可出现瞌睡、记忆力减退或神经衰弱等，严重的话可引发呼吸功能障碍和肝中毒性病变，表现为肝细胞损伤、肝功能异常等。

（3）致癌性：国际癌症研究机构IARC将甲醛列入一级致癌物名单，长期接触甲醛增大了患上霍奇金淋巴瘤、多发性骨髓瘤、骨髓性白血病等特殊癌症的概率。

（4）导致基因突变：研究发现，甲醛能引起哺乳动物细胞核的基因突变、染色体损伤、断裂。甲醛与其他多环芳烃有联合作用，如与苯并芘的联合作用会使毒性增强。

家里装修后有气味就是甲醛超标吗

甲醛是一种无色易溶于水，但有强烈刺激性气味的气体。在新装修的家里，少量的甲醛是闻不到的，如果当你能闻到异味的时候，也可能是别的有机溶剂的气味，要引起注意。一般来说，装修后产生的气味主要是挥发的有机溶剂和甲醛的气味，涂料、防水材料、黏合剂、各种木制纤维板材、装饰贴面、地板等都可能是异味的来源。异味中有毒的成分除甲醛外还有苯、甲苯、二甲苯、氨、氡、TVOC等。其中苯、甲苯、二甲苯是有明显气味的污染物，比如乳胶漆、木器漆中就含有大量的苯。因此，家里有气味不一定就表明甲醛超标，家里没有气味也不代表就一定不存在甲醛超标的情况。

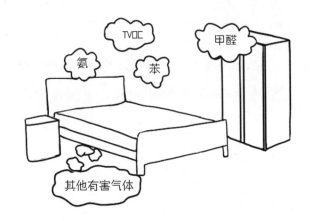

 生活中如何知道家中的甲醛是否超标

首先，可从人体感受察觉。由于甲醛具有强烈刺激性，当人处在甲醛超标的环境中，首先眼睛可能会感受到刺激，表现为眼红、眼痒、辣眼睛、流泪的感觉；另外喉咙也会有明显的不适感，待久了可能会咽痛或咳嗽，像是"上火"一般；皮肤敏感的人接触甲醛后很容易出现皮炎。其次，当甲醛浓度较小人体不能嗅到时，可以使用甲醛试纸或找专业机构检测。使用甲醛试纸检

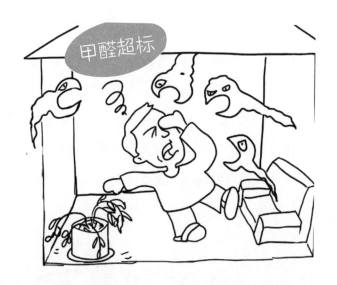

测方法简单，但是精准度不高，通常误差较大，检测的结果只能做大致参考；找专业机构检测费用则较高，但精准度高。

怎么样才能有效降低甲醛浓度呢

方法一：购买环保装修材料、家具等

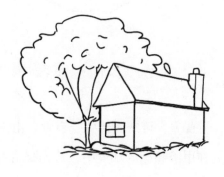

请有资质、信誉好的装修公司施工，购买符合国家各项标准的大品牌环保产品进行装修。

方法二：延迟入住，保持室内通风

装修完毕后建议至少等3个月再居住，入住前家中门窗、柜门、抽屉全部打开，尽可能24小时通风。请有资质的单位对室

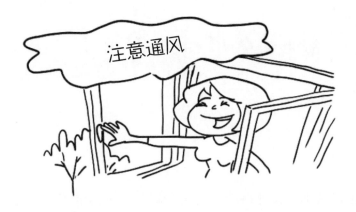

内有毒有害物进行检测，合格后入住（注意：我国室内空气质量标准对甲醛的限量为0.1mg/m³，苯的限量为0.11mg/m³，甲苯为0.2mg/m³）。

方法三：使用空气净化器

入住后，如果家里有儿童、老年人、孕妇或慢性病患者，他们对空气污染的影响比较敏感，可以使用室内空气净化器，这是一种降低室内污染物浓度、提高室内空气质量、增进居室健康舒适的方法。

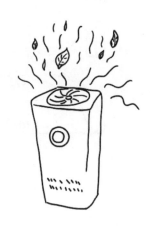

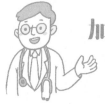

加湿器用对了养肺，
用错了伤肺

正值秋季，窗外枫叶金黄正在飘落，窗内老婆正在使用加湿器加湿空气，一旁的老公焦急地跟老婆说"这是空气污染制造机！"

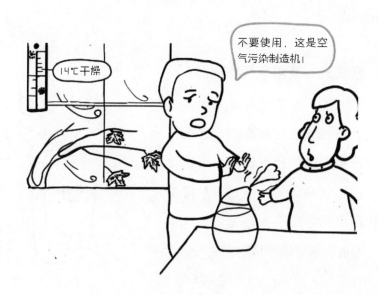

老婆："肺大夫，使用空气加湿器是否对身体健康有害呀？我家先生说它是'空气污染制造机'呢。"

肺大夫："并非如此。只有错误使用空气加湿器才会损害人体的健康！"

关于加湿器，实际上我们所需要关注的就是两点：颗粒污染物和细菌。加湿器会不会造成肺炎取决于加湿器是否干净，只要使用时注意消毒，并及时清理机器里面的水和出口，就可以有效避免细菌、真菌等随着喷雾喷到空气中。

最好的消毒方法并不是加消毒液，而是保持日常的清洗，每次加水的时候都清洗一次，如果长时间没用，里面的水也要更换和清洁。

加湿器湿度的多少应该根据天气情况灵活调整。一般人体感觉比较舒适的湿度是50%左右，空气湿度如果太高，人会感到胸闷、呼吸困难等不适症状。特别的，关节炎、糖尿病患者最好不要使用加湿器，潮湿的空气会加重关节炎、糖尿病的病情哦！

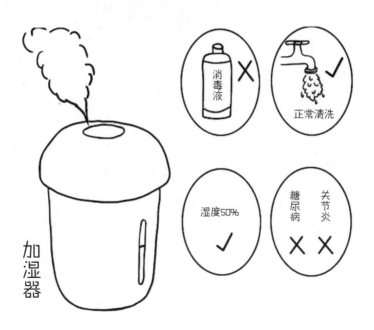

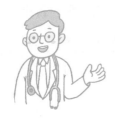

空气清新剂原来也会伤肺

一阵急促的120救护车的声音很快传到了小依家附近的商场门前，很多人都在围观，互相议论着，究竟发生了什么事情呢？

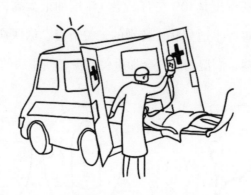

很快救护人员从商场带出了急救的患者，患者戴着氧气面罩，被担架抬上了救护车。小依的妈妈下班刚好路过，仔细一看，原来送上救护车的患者是小依家的邻居王大婶，120救护车呼啸而过，赶往附近的医院。

第二天，小依的妈妈带着小依来医院探望王大婶，小依的妈妈问道："大婶，您平时身体不是很健康吗？怎么突然被送到了

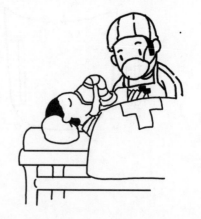

医院，您哪里不舒服啊"？王大婶说："昨天正在商场打扫卫生间，打扫完后卫生间喷了很多空气清新剂，没一会儿工夫突然觉得呼吸困难，幸亏旁边的好心人帮我叫了120救护车。" "医生怎么说，什么原因？诊断什么病？"小依的妈妈听完王大婶的叙述，很是费解，一连问了很多问题。这时肺大夫来病房查房，小依的妈妈赶紧上前询问肺大夫，王大婶究竟得了什么病。

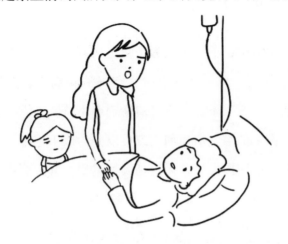

　　王大婶是突发的支气管哮喘大发作，发作的原因是使用了大量的空气清新剂，导致过敏反应，诱发支气管哮喘大发作。

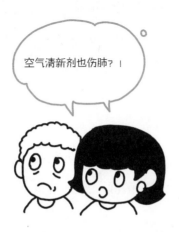

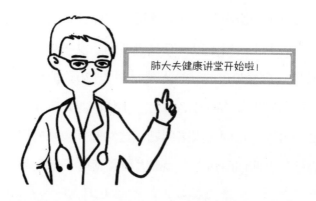

在现代生活中，不少家庭为了防止居室产生污浊空气，往往用"香"来除臭。单从名字上看，空气清新剂应该能使空气清洁、气味清新。其实不然，空气清新剂名不符实，它是靠香味遮掩异味。市面上的空气清新剂大致可以分为以下三种：喷雾型、固体挥发型和液体挥发型，无论是哪种类型，其主要成分一般都是：乙醚、香精及丙烷、丁烷、二甲醚等。

 空气清新剂的原理是什么

① 化学反应减少恶臭的强度

通过溶解恶臭物质与其发生化学反应，使恶臭中的胺类、硫化物、吡啶、硫醇等转变成无臭物质。

② 麻醉嗅觉神经

带有某种馨香气体的挥发性溶剂被人体吸入后，通过侵入神经系统，使人产生"镇静"感，减少对环境恶臭及刺激性气体的感觉。

③ 掩盖型方式抑臭

香精或香料的蒸气压要比恶臭成分高，加入清新剂以后能使全部蒸气成分发生气味变化，以降低空间恶臭成分的分压，从而达到室内清新的目的。

 空气清新剂的危害有哪些

① 形成二次污染

空气清新剂本身并不能从根本上消除异味，只是掩盖了异味，所以释放到空气中，本身就是一种污染物质，而且它自身分解后，又会产生危害物质，成为空气二次污染物的一个重要来源。

② 损伤呼吸道，引起过敏反应

空气清新剂本质上是由化学成分物质组成的，大部分均为有机物，不仅会对呼吸道产生一些强烈的刺激，还会使过敏体质的人群产生过敏反应。

③ 导致严重疾病

空气清新剂中含有的芳香类物质，可以刺激人的神经系统，影响儿童的生长发育。甚至有些可以诱发癌症。

如何正确使用空气清新剂

（1）室内有婴幼儿、哮喘患者、过敏体质者及过敏性疾病的人应当慎用。

（2）喷洒空气清新剂时，最好暂时撤离现场，待大部分气溶胶或颗粒物质沉降后再进入，进入前最好打开门窗通风换气。

（3）不能过分依赖空气清新剂，应从根本上找出恶臭的原因并彻底清除，使居室空气真正清新。

（4）厕所和浴室的除臭应选用气体空气清新剂。

自制空气清新剂更安全

这里推荐一款自制的天然安全的空气清新剂给大家：薄荷叶空气清新剂，使用薄荷叶和酒精就可以制作，简单易行又有效哦！

道具：薄荷叶、剪刀、酒精。

方法：将新鲜的薄荷叶洗净沥干，剪成碎末。将碎薄荷叶放入罐子中。倒入浓度为95%的酒精液体进行浸泡，盖住瓶盖，浸泡1周。将泡好的溶液倒入喷壶，加水稀释使用。水和溶液的比例为3∶1。

原理：薄荷叶里含有带香味的有机物，它们能够通过酒精的浸泡被适量提取出来，而酒精本身也具有很好的挥发性，所以这些有机物就能够挥发出来，从而达到清新空气的作用。

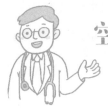

空调很舒服，
谨防"空调病"

南方六月的天气无比炎热，小依为了期末考试全力以赴，大门不出二门不迈，待在房间里一学就好几个小时。

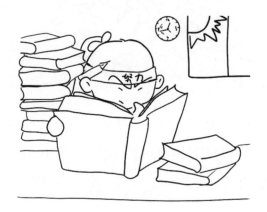

可是天气太热，房间里热得很厉害，于是小依把空调开得很凉。

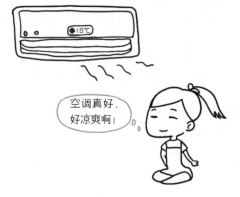

空调真好，好凉爽啊！

空调虽然很舒服，好景不长，过了没多长时间小依就开始鼻塞、头昏、打喷嚏，身体冻得瑟瑟发抖，很快小依出现了一系列的感冒症状，被迫停止复习。

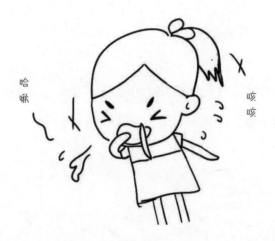

妈妈发现小依情况不妙，就快要临近考试了，赶紧拉着小依去看肺大夫。肺大夫仔细询问了病情，告诉小依的妈妈，小依患了"空调病"。

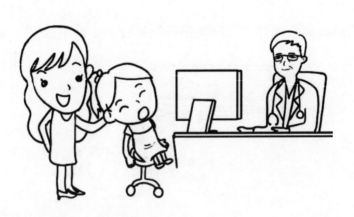

小依的妈妈非常不解，什么是"空调病"？

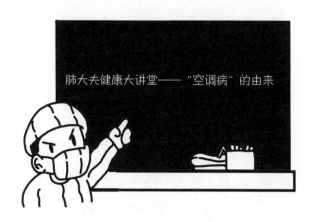

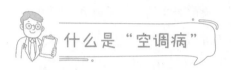

什么是"空调病"

　　所谓"空调病"，是指长时间在空调环境下工作学习的人，由于室内空气不流通、环境闭塞等原因，出现鼻塞、头昏、打喷嚏、耳鸣、乏力、记忆力减退，以及一些皮肤过敏的症状，如皮肤发紧发干、皮肤变差等。

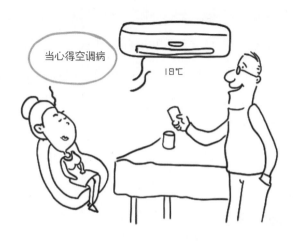

"空调病"是怎么发生的

事实上，"空调病"是由多种因素共同作用后的结果。

首先，室内外温差较大，机体适应不良。人体的自主神经系统难以适应温差，会造成人体的生物节律及自主神经功能紊乱。

其次，房间密闭性强，长期在干燥的环境里，会导致眼睛干涩、嘴唇干。在呼吸时，吸入的是干燥的空气，呼出的几乎是饱和的湿气，散失的水分会更多，这种情况时间一长，鼻黏膜、气管黏膜就会变干，病毒、细菌就会乘虚而入，引发感冒、咳嗽。

再次，较高浓度的臭氧具有消毒作用，低浓度则可抑制细菌繁殖，然而空调室内臭氧浓度几乎为零，研究发现在有空调的密闭室内，5~6小时后其他呼吸道有害细菌均有不同程度的增加。

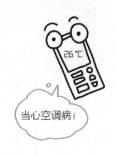

当心空调病!

最后，空气湿度的不恰当往往也会引发"空调病"。空气湿度过高，人会无精打采，萎靡不振，还可导致眩晕、视力障碍、偏头痛、腹痛等症状；空气湿度过低，呼吸道黏膜的水分大量丧失，人感觉口干舌燥，进而出现咽喉肿痛、声音嘶哑和鼻出血，并诱发感冒，滞留的痰液也成了病毒、细菌的滋生地。

"空调病"会引起肺炎吗

"空调病"会引起肺炎，这并不是在危言耸听。据统计，

"空调病"致使肺炎的发病率增加了大约30%，夏天的天气太过炎热，人体在受热后马上进入空调房，引起发热、上呼吸道感染、肺炎甚至慢阻肺等疾病。

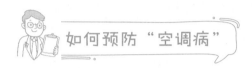

如何预防"空调病"

（1）使用空调必须注意通风，建议您每天定时打开窗户，关闭空调，让新鲜空气流通，每两周清扫一次空调机。

（2）空调室温和室外自然温度不宜过大，以不超过5℃为宜。夏季一般室内温度应控制在24～28℃，室内外温差不要超过7℃。

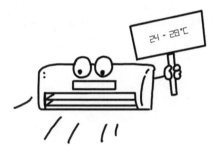

（3）从空调环境中外出，应当先在阴凉的地方活动片刻，在身体适应后再到太阳光下活动；若长期在空调室内者，应该到户外活动，多喝开水，加速体内新陈代谢。

（4）在空调环境下工作、学习，不要让通风口的冷风直接吹在身上，同时应避免大汗淋漓时吹空调。

（5）严禁在室内抽烟。

（6）应经常保持皮肤的清洁卫生，经常出入空调环境、冷热突变，皮肤附着的细菌容易在汗腺或皮脂腺内阻塞，引起感染化脓，故应常常洗澡。

（7）使用消毒剂杀灭微生物并防止微生物的生长。

（8）增置除湿剂，防止细菌滋生。

（9）车内长时间使用空调时，应把车窗打开适当缝隙，保证车内空气新鲜。

（10）不要在静止的车内开空调，以防汽车发动机排出的一氧化碳回流车内而发生中毒的意外。

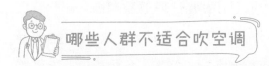

哪些人群不适合吹空调

年纪较小的小孩，孕妇，体质虚弱的老年人，有颈椎病和（或）腰椎病病史的人，对冷空气过敏的人都不适合吹空调。

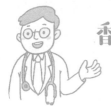

香水、蚊香竟然容易致哮喘、胸闷

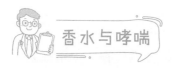

香水与哮喘

　　小易的阿姨非常时尚，尤其是香水方面，她很挑剔，家里收集了各种香水，只要靠近她，常常可以闻见扑鼻的香水气味。

　　清早，小易的妈妈突然接到阿姨的电话，说昨晚突发气喘、呼吸困难，被送到了医院急诊科，小易的妈妈得知立即赶到医院探病。一进到病房，看到阿姨躺在床上，还吸着氧气，"平时没听说你有哮喘啊？怎么突然会哮喘发作呢？"小易的妈妈急切地问。这时，肺大夫来病房查房，解答了小易妈妈的疑问，小易的哮喘发作是因香水引起的。

香水为什么容易致哮喘、胸闷

　　普通香水大多是天然香精和其他化学物合成的芳香剂，其浓烈刺鼻的香气多半是芳香族化合物的功劳。虽然它们极力模拟鲜花的香味，但人工芳香剂分子的浓度远远超过天然花香分泌的浓度。有研究证实，常接触芳香类挥发性物质会对人体器官，特别是呼吸道、皮肤及中枢神经产生不同程度的刺激，有可能引发皮肤过敏、哮喘、头晕、胸闷、呼吸困难等症状。芳香剂对慢性肺病，特别是哮喘患者的影响更大。

如何正确使用香水

（1）孕妇或处于哺乳期的母亲，有过敏性哮喘、皮炎的人，比成人更不耐受芳香剂的少年儿童，体质敏感者等不宜使用香水。

（2）尽量减少香水的使用，要用时注意购买含化学成分较少而天然花香成分较高的香水。同时还应注意检查化妆品有无商标、生产日期、生产企业名称及卫生许可证编号。

（3）香水不宜涂抹在阳光可以照射到的身体部位上。香水的主要成分是酒精和香料，虽然香水酒精与一般的酒精不同，但也是容易挥发而在皮肤上留下斑点的。紫外线的照射也容易使香水中的有机成分发生化学反应而引起皮肤过敏。

（4）香水适宜喷洒在衣服上，如衣领角、裙摆内侧，或喷洒在离脉搏比较近的地方，如手腕、耳后、颈侧、膝部、脚踝。

蚊香竟然也可能导致哮喘

随着夏天来临，各种驱蚊产品便会成为家庭里的"必需品"，蚊香也会成为人们经常使用的产品之一。有报道称蚊香会导致哮喘，那么两者之间到底有没有什么联系呢？

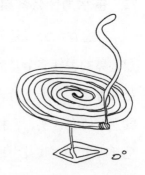

🧴 蚊香真的会导致哮喘吗

"蚊香引发哮喘"的说法其实并不恰当，准确地说是蚊香可能会诱发哮喘。大多数蚊香的有效成分由除虫菊酯杀虫剂、有机填料、黏合剂、染料和其他添加剂等组成，因此蚊香燃烧的烟里含有许多对人体有害的物质，会诱发哮喘等疾病，特别是有气道高反应或哮喘病史的儿童，更容易诱发哮喘。据测算，点一卷蚊香放出的微粒和烧100支香烟的量大致相同，释放出的超细微粒，可以进入并留存在肺里，短期内可能引发哮喘，长期则可能引发癌症。

🧴 使用蚊香，需要注意哪些问题

（1）皮肤敏感者、哮喘患者以及孕妇、婴幼儿等人群应慎用。

（2）使用驱蚊产品时，应保持室内通风透气。特别是蚊香，最好在通风口处燃放。

（3）盘式蚊香应在睡觉前两小时使用，睡着后尽量不要使用。

（4）接触蚊香后要洗手。

（5）定时更换蚊香品牌，以减少蚊子的耐药性，增强驱蚊的效果。

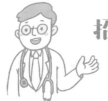

招人恼的"痘痘"，
原来是肺热在作怪

梳妆台前，刘美丽正在愁云满面地看着镜中满脸"痘痘"的自己。

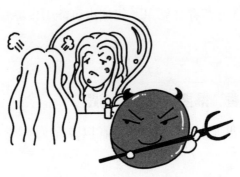

刘美丽："肺大夫，为什么班上大部分同学脸上的皮肤都那么光滑好看，只有少部分同学的脸上跟我一样长有这么多难看的'痘痘'，而且越是挤压它越是厉害？"

肺大夫："美丽同学，脸上长这些'痘痘'表示你们还年轻！我们都叫它'青春痘'。青春期皮脂分泌旺盛、毛囊口角化过度和细菌感染都是导致长'痘痘'的重要原因。从中医的角度来说，长"痘痘"还跟肺的关系很密切呢！"

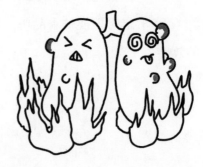

中医认为部分痤疮的产生是由肺热引起的。肺主皮毛，肺经上有热的话，便会熏灼皮肤，从而形成结肿，产生痤疮。

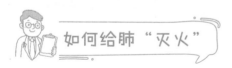

如何给肺"灭火"

首先，生活要有规律，要保证充足的睡眠，这有利于稳定身体的激素水平。再者，要多喝水，多吃新鲜蔬菜与水果，保持大便通畅，少食甜食、多脂、辛辣、煎炸等刺激性食物。

说到饮食，大家平时可以泡点金银花茶来"灭灭火"。

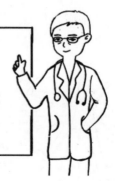

材料：金银花、绿茶各5g。
做法：用沸水冲泡，代茶饮。
功效：清热，消炎。适用于痤疮皮损，发红伴疼痛。

还有一件最重要的事情：千万不要去挤压痤疮。挤压痤疮不仅不利于皮肤的恢复而且容易留疤，有时候还会导致感染等更严重的问题！

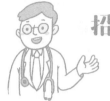

招人恼的"酒渣鼻"，
原来还是肺热在作怪

　　肺大夫和哥哥带着小弟弟去游乐场玩，迎面走来一个顶着红鼻子的小丑，小弟弟兴奋地叫起来："快看快看，我的哥哥有个和小丑先生一样的红鼻子！"肺大夫和哥哥哭笑不得。

　　小弟弟："肺大夫，为什么我哥哥长了个和小丑先生一样的'红鼻子'呢？"

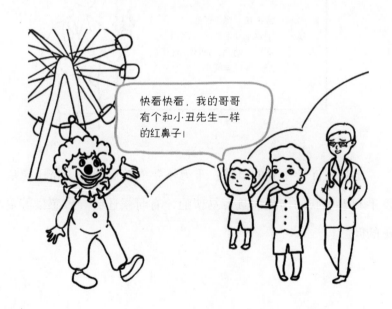

肺大夫："小弟弟，哥哥的'红鼻子'可跟小丑先生的红鼻子不一样哦。哥哥的'红鼻子'其实是一种慢性炎症性皮肤疾病，可称为'酒渣鼻'或'玫瑰痤疮'。"

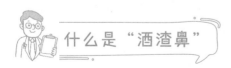

什么是"酒渣鼻"

　　"酒渣鼻"跟经常熬夜、吃辛辣的食物和内分泌功能失调有关。

　　中医认为"酒渣鼻"跟肺经积热有关，肺开窍于鼻，感受外邪，郁而化热后，热与血相搏，毒热外发肌肤，蒸于肺窍而发为本病。

"酒渣鼻"不可怕，正规治疗是关键

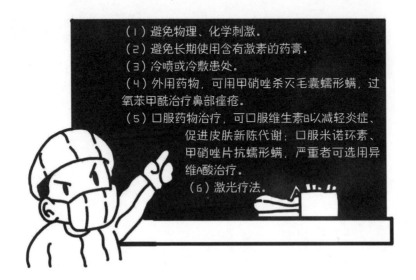

（1）避免物理、化学刺激。
（2）避免长期使用含有激素的药膏。
（3）冷喷或冷敷患处。
（4）外用药物，可用甲硝唑杀灭毛囊蠕形螨，过氧苯甲酰治疗鼻部痤疮。
（5）口服药物治疗，可口服维生素B以减轻炎症、促进皮肤新陈代谢；口服米诺环素、甲硝唑片抗蠕形螨，严重者可选用异维A酸治疗。
（6）激光疗法。

患者平时可以熬点 "海藻薏苡仁粥" 来吃，这有利于 "酒渣鼻" 的治疗。

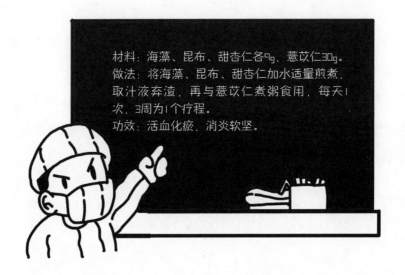

材料：海藻、昆布、甜杏仁各9g，薏苡仁30g。
做法：将海藻、昆布、甜杏仁加水适量煎煮，取汁液弃渣，再与薏苡仁煮粥食用，每天1次，3周为1个疗程。
功效：活血化瘀，消炎软坚。